多囊卵巢综合征
90天治疗方案

8 STEPS TO REVERSE YOUR PCOS

〔加〕菲奥娜·麦卡洛克◎著　　王树岩◎译

U0239637

北京科学技术出版社

8 STEPS TO REVERSE YOUR PCOS

by Fiona McCulloch

Copyright © 2016 by Fiona McCulloch

All rights reserved.

Simplified Chinese edition copyright © 2023 by Beijing Science and Technology Publishing Co., Ltd.

著作权合同登记号　图字：01-2023-2528

图书在版编目（CIP）数据

多囊卵巢综合征 90 天治疗方案 /（加）菲奥娜·麦卡
洛克著；王树岩译 . — 北京：北京科学技术出版社，2023. 12（2025.4 重印）
　书名原文：8 Steps to Reverse Your PCOS
　ISBN 978-7-5714-3194-5

　Ⅰ . ①多… Ⅱ . ①菲… ②王… Ⅲ . ①卵巢疾病—综
合征—诊疗 Ⅳ . ① R711.75

　中国版本图书馆 CIP 数据核字（2023）第 156616 号

策划编辑：赵丽娜
责任编辑：赵丽娜
责任校对：贾　荣
装帧设计：源画设计
责任印制：李　茗
出 版 人：曾庆宇
出版发行：北京科学技术出版社
社　　址：北京西直门南大街 16 号
邮政编码：100035
电　　话：0086-10-66135495（总编室）
　　　　　0086-10-66113227（发行部）
网　　址：www.bkydw.cn
印　　刷：三河市国新印装有限公司
开　　本：170 mm × 240 mm 1/16
字　　数：320 千字
印　　张：18.25
版　　次：2023 年 12 月第 1 版
印　　次：2025 年 4 月第 3 次印刷
ISBN 978-7-5714-3194-5

定　　价：89.00 元

推荐序 1

我首次接触到多囊卵巢综合征（PCOS）是在20世纪90年代，那时我刚刚开始针灸执业生涯。虽然我已经从医学院的标准课程中学到了不少关于多囊卵巢综合征的基础知识，但由于缺乏有效的疾病治疗方法，我对多囊卵巢综合征的了解仅限于如何诊断这种概念模糊又容易被误诊的"紊乱"，以及如何通过医疗手段加以控制。当时的主要治疗措施包括：

①口服避孕药；
②药物治疗多囊卵巢综合征患者的胰岛素抵抗（而无视其中的副作用）；
③如有囊肿，则行卵巢楔形切除术。

如果多囊卵巢综合征导致了患者不孕，医生往往只建议患者服用克罗米芬，但这有时不仅起不到应有的作用，还会使结果变得更糟。当时还没有通过改变膳食和生活方式治疗多囊卵巢综合征的系统性治疗方案，也没有人提出营养素补充建议，更不要提针灸或草药疗法等辅助治疗了。

当第一位非典型多囊卵巢综合征患者向我求助时，我有些不知所措，因为我研究的东方生殖医学领域并未涉及类似的情况。我咨询过东方生殖医学领域的其他专家，但结果并不理想。我发现自然疗法对这种疾病根本起不到作用，于是我开始持续关注这一问题。随着时间的推移，我开始接触到各种各样的多囊卵巢综合征病例：这些女性身材胖瘦不一；有的月经周期规律，有的没有月经；有的服药治疗内分泌失调，却出现了其他健康问题。但她们有一个共同点——对自己接受的治疗效果并不满意，且都渴望怀孕。

对于生殖医学领域的研究者而言，这种情形颇具挑战性。一方面我只能依靠自己，另一方面还要面对别无选择的无助患者。我开始了解多囊卵巢综合征的各种细节，开始使用不同的自然疗法。有一些有效，有一些则无效。有时候，我能让没有月经的患者来月经，但糟糕的是，有些患者的月经来了却无法停止。于是，我又开始想办法控制出血，再采取措施促进排卵。

经过长年累月的反复实践与探索，我终于取得了一些进展：通过改变膳食、补充营养素、体育锻炼、服用草药、接受针灸等方式，一些多囊卵巢综合征患者的病情得到了改善。通过这些手段，她们无须再服用具有副作用的药物（这些药物的目的是消除胰岛素抵抗、缓解葡萄糖不耐受症），仍能维持血糖正常水平。她们的月经周期逐渐规律，开始自然排卵，一些人甚至已经成功受孕。

虽然这种方法十分有效，但并不符合双盲、安慰剂对照以及可重现等临床研究标准。由于症状表现不一，每位患者的治疗方式均不相同。因此，这被认为是轶事证据。

多囊卵巢综合征的诊断结果差距较大且症状表现多样。因此，医生需要对每一位患者倾尽全力，并具备探索精神，方能厘清其独特症状表象背后的根源。此外，我们还需要对自己和患者具有极大的耐心，才能找到对患者有效的治疗方法。

如今，网上充斥着自然疗法和多囊卵巢综合征治疗相关的多种信息，可谓鱼龙混杂。我的大部分时间都花在了组织静修和培训生殖保健相关专业人员上。我在教学生涯的早期便结识了菲奥娜·麦卡洛克博士，因为她在同行中的表现十分突出。在针对专业人员开展的一次静修课上，她的共情能力首先引起了我的注意。她曾身患多囊卵巢综合征并最终痊愈，同时还是自然疗法医师，备受患者信赖。同时，她并不只是通过说教来触动患者。麦卡洛克博士为人真诚，且事事尽心。令我印象深刻的另一点是她的博闻强识（老师都喜欢这类学生）：她几乎比老师懂的还多，喜欢向领先者发起挑战，而且聪明过人。每当学到一个新概念时，麦卡洛克博士都会认真思考、力求掌握，并将其融入自己丰富的知识体系，然后再如饥似渴地学习新的知识。

当菲奥娜·麦卡洛克请我为她的新书作序时，我其实已经迫不及待了，骄傲和兴奋之情溢于言表。但当拿着她的手稿坐下来读完时，我深感责任重大。事实上，我震惊于这本书的内容是如此全面。我认真研读了她提出的"多囊卵巢综合征的识别和逆转方法"，内容翔实、简单易懂。她已然成为了多囊卵巢综合征领域的专家。当我遇到棘手的病例时，恐怕也要向她请教。

麦卡洛克博士以简单易懂的方式为多囊卵巢综合征患者提供了必备指南。在多囊卵巢综合征的研究治疗方面，人类在短短的20年间取得了巨大的进步。如果你被确诊为多囊卵巢综合征，或者你出现了多囊卵巢综合征疑似症状，那么请从阅读本书开始吧。本书能帮你掌控自己的健康状况，让你在无效治疗的死胡同中少受一些煎熬。麦卡洛克博士会教你如何逆转多囊卵巢综合征。

兰丁·路易斯博士

执业针灸师

《不孕症治疗》和《备孕之道》作者

推荐序 2

受王树岩医生的委托，我来为本书写推荐序。功能医学是西医中非常前沿的学科，王树岩主任是国内这个领域的资深专家，她能在百忙之中抽出宝贵时间翻译的著作一定是非常不错的！细细读来果然如此！

在本书中，美国功能医学领域的专家之一菲奥娜·麦卡洛克医生将自己多年来在治疗多囊卵巢综合征的过程所用到和获得的知识理论、实践经验进行了全面的总结。内容深入浅出，既适合临床上对功能医学感兴趣的医生参考学习，又可以对那些被多囊卵巢综合征困扰的患者有所启迪，帮助患者摆脱疾病之苦。作为美国医学科普领域一本难得的好书，本书为广大患者提供了一条摆脱疾病的自由之路。

多囊卵巢综合征是一个复杂的系统性疾病，症状千差万别，有不孕、月经紊乱、肥胖、多毛、痤疮等，治疗效果也不尽相同。作者通过分析疾病发生的机制，从病因着手，提出了"八步法"。在去除病因的前提下，作者还为每一步制定了一套药物途径之外的自我治疗方法，包括食物疗法、服用功能性营养素或植物草药补充剂、心理心灵疗法（练瑜伽、做冥想）等。患者可以通过实施多维度的整合方案，平衡生理功能，从而达到治愈疾病的目的。本书通俗易懂，更像是一本多囊卵巢综合征患者的自助手册。患者可以照着书中的章节做自我治疗，能做多少是多少；只要做就有改善。

最后，我再次隆重地推荐此书的译者——王树岩医生。她十余年来一直在探索、学习、实践功能医学，已经帮助很多病人摆脱了慢病的折磨。

我想这种在实践上的成功，也是促使她翻译本书的动力。

相信书中倡导的方法能够让更多的多囊卵巢综合征患者获益。

杨毅

主任医师，医学博士

北京协和医院妇产科副教授

推荐序 3

多囊卵巢综合征是可能导致不孕的妇科内分泌疾病，虽然大多数多囊卵巢综合征患者经过简单的治疗能够"获得好孕"，但是合并内分泌异常及代谢紊乱的多囊卵巢综合征患者如果在前期不进行生活方式管理，那么就很可能不容易怀孕，发生不良妊娠的风险也很大，这种多囊卵巢综合征甚至对其以后的健康也大有伤害。生活方式管理当然不仅仅包含减体重（有的瘦型多囊卵巢综合征患者还需要增重呢），还包含很多方面……自从有幸结识王树岩老师，并跟随她系统学习了功能医学，我总觉得应该有一本书系统讲解针对多囊卵巢综合征的生活方式管理，让广大患者自我学习、终身受益，减少生殖门诊繁重的科普工作。看着这本由王树岩医生翻译的美国畅销书，我脑海中的第一个想法就是"太棒了！"。而当我接到王树岩医生的邀请，为这本书写推荐序，我十分欣喜。以后这本书就是我门诊常备以推荐给多囊卵巢综合征患者的首选科普书。

一份中国大规模流行病学研究调查研究显示，18~45岁的育龄女性患多囊卵巢综合征的比率高达5.61%，有很多育龄女性因这一疾病求医，其中一些女性需要通过试管婴儿手段来圆自己做母亲的梦……多囊卵巢综合征不仅仅影响女性的生殖功能，还会贯穿女性的一生，因为多囊卵巢综合征患者患乳腺癌、糖尿病的风险也会相应增加。

面对情况相当复杂的囊卵巢综合征，作者菲奥娜·麦卡洛克总结了多年临床经验，应用功能医学思维，从病因着手，阐述了通过改变生活方式，去除引发疾病的潜在因素，最终缓解或治愈疾病的方法。本书深入浅出地描述了多囊卵巢综合征患者在演奏"荷尔蒙交响乐"时出现的不协调的"乐章"，手把手教读者消除胰岛素抵抗、恢复肾上腺功能、平衡甲状腺功能、降低过高的雄激素水平……书中还有简单实用、便于执行的营养平衡方案。菲奥娜·麦卡洛克为临床医生治疗多囊卵巢综合征提供了新的思路。

感谢王树岩医生的辛苦付出，将菲奥娜·麦卡洛克医生的畅销书翻译成中文，让中国的多囊卵巢综合征患者有机会应用自然的方法治疗疾病，成功受孕，获得一生的健康！

希望正在受多囊卵巢综合征困扰的朋友们翻开这本书，按照书中的方法慢慢行动起来，摆脱疾病的困扰，让身体精力充沛。原来健康可以这样获得！

陈新娜

医学博士，主任医师

北京美中宜和北三环妇儿医院生殖中心主任

北京美中宜和医疗集团生殖首席临床专家

前　言

如果你刚被诊断为多囊卵巢综合征，你可能会感到十分困惑，甚至会花好几个小时在网上搜索，希望了解更多相关情况。但在海量信息面前，你可能又会不知所措：如何判断哪种信息适合自己呢？

或者，你读到的疾病定义和描述与自己的情况并不相符，你是否因自己不具备"教科书式"的多囊卵巢综合征症状（如体重增加、面部毛发旺盛、痤疮、卵巢囊肿等）而感到困惑呢？

又或者，你怀疑自己患有多囊卵巢综合征，但无法确诊，而且医生对你的情况也感到困惑。

再或者，你可能已被确诊为多囊卵巢综合征，也尝试了各种治疗手段，但病情丝毫没有好转。

希望这本书能够成为你的指路明灯。本书的写作目的是提供更多有关多囊卵巢综合征的信息，介绍通过天然药物治疗多囊卵巢综合征的方法。最为重要的是，让你了解自己的身体。

我在多伦多长大，从小就对健康和医学感兴趣。所以，虽然我现在是一名自然疗法医师，但从科学角度看待健康问题早已成为我的习惯。由于我对细胞的工作原理等生物学知识很感兴趣，所以在本科阶段选择了细胞和分子生物学专业。

说起多囊卵巢综合征，我先讲一个故事。我的青春期月经初潮比身边的朋友要晚，直到快16岁才来月经。然而不幸的是，我还出现了囊肿性痤疮。在月经初潮之前，我的脸上已经长出了大量囊肿性痤疮。和那个年龄段的许多女孩一样，我的经期一开始就很不规律。我记得教科书上说过，这种现象很正常，所以压根儿就没当回事。

于是，我的月经周期多年来一直如此，完全随机，且间隔时间大于3个月。很多时候，甚至6个月不来月经。

那时我的腰围虽然正常，但腹部和腰部确实增加了不少脂肪，当时的我甚至比现在还要重。经常过度摄入糖等精制碳水化合物，而且总是感到饥饿，一旦吃东西就停不下来。但我酷爱运动，如长跑、网球等，这可能是我的新陈代谢没有失控的原因。

到了大学时代，和许多身边的朋友一样，我的体重增加了。在饮食方面，我主要吃三明治和大学食堂常见的超大分量的意大利面。因此，我的腹部又胖了一圈。我记得当时吃完饭后经常犯困，在课堂上很难保持头脑清醒。当时我对自己的体形很不满意，但也没有过多地与经期不规律等问题联系在一起。虽然我坚持锻炼，吃大量的水果和蔬菜，但这些并不足以抵消大量碳水化合物对身体的影响。

事实上，由于月经周期较长，我曾经一度认为这是好事。这就不得不提及我的高中生理卫生课：教科书告诉我们，所有人都是独一无二的，而且月经周期较长是正常现象。但朋友们的月经周期似乎都不像我这般不规律。

此外，我的囊肿性痤疮依然很严重。20岁左右时，朋友们都不再长痤疮了，而我的症状非但没有改善，反而有恶化趋势。之后我去了俄罗斯，在那里呆了一个学期。那时（1996年）俄罗斯可选择的食物有限，新鲜美味的面包很快成为了我的主食。于是，在俄罗斯期间，我又增重了4.5 kg，主要集中在腹部。

从俄罗斯回国之后，我来到了人生道路的关键选择期，面临着两难的抉择：是做一名研究学者还是做一名医生？我一直想在医学领域有所建树。在参观了不少实验室后，我意识到我实际上希望与人打交道，于是我把目光投向了医学。在大学的最后一个学期，我对健康饮食的看法开始发生变化。我加入了健康俱乐部，开始改变我的饮食习惯，并拜访了一位对我帮助良多的自然疗法医师。

我就读的大学在加拿大营养学研究领域排名首屈一指，我开始对自然疗法医学感兴趣。在选择"传统医学"还是"营养与自然疗法医学"的研究方向时我纠结了一段时间，最后还是选择了营养与自然疗法医学专业，因为这一方向更符合我的健康理念。

在自然疗法医学院就读期间，我的身体经历了一次蜕变。依靠掌握的营养和饮食方面的知识，我减掉了大学期间增加的体重。我的月经周期开始缩短，有时接近45天。虽然现在已经知道是什么因素起了作用，但当时我并不清楚原因。

然而直到大学毕业，我的囊肿性痤疮状况依然没有改善。下巴上经常出现巨大而疼痛的红色丘疹，每次都要好几个月才能消退。我拼命想把皮肤清理干净，为此尝试了皮肤科医生开具的各种药物，但无非是一些需要长期口服或外用的抗生素、克拉维酸钾和过氧化苯甲酰等，这些药物多少能起到一些作用，但始终无法根治囊肿性痤疮。

毕业后，我对女性健康和内分泌产生了兴趣。鉴于上述症状和体征，我很想知道自己是否患有多囊卵巢综合征，于是为自己做了一系列激素检测。结果显示，我体内的硫酸脱氢表雄酮（DHEA-S）水平很高。DHEA-S是多囊卵巢综合征患者体内水平通常较高的一种雄激素。我的促黄体生成素与促卵泡激素的比值也较高，这两种激素水平通常是多囊卵巢综合征的诊断指标；并且超声检查人员特别指出，我卵巢内的卵泡数量也有问题。如此一来，不规律的月经周期和一直延续到成年的顽固性痤疮似乎找到了原因。我还开始出现雄激素源性脱发（雄秃），这也是多囊卵巢综合征的常见表征。

基于这些信息，医生确诊了我的多囊卵巢综合征，之后我开始服用各种草药和营养补充剂，这使我的月经周期缩短至28天，并且一直维持到现在。除了月经周期以外，我腹部的脂肪开始减少，痤疮也减轻了很多。现在我只需要用较为温和的精油进行预防性治疗即可。如今我脸上很少再长丘疹，这与我的饮食习惯也有很大关系。在多年的无排卵性月经之后，我终于恢复了正常月经，内分泌系统的健康状况也得到了明显改善，后来我自然受孕生了3个孩子，38岁时生下了我最小的儿子。更令人惊奇的是，我最后一次受孕过程也是最为顺利的一次。

我发现自己的激素失衡问题已在过去的15年间得到了改善。在临床实践过程中，我接触过症状不同的多囊卵巢综合征患者。我的主要研究方向是不孕症、多囊卵巢综合征和自身免疫性疾病。随着时间的推移，我开始意识到内分泌系统、大脑和免疫系统之间存在着紧密的联系。

随着专家对多囊卵巢综合征最佳诊断标准研究的不断深入，本书中的一些内容可能需要做出改变，但不变的是，我们始终要根据女性独特的生理特征来观察和治疗多囊卵巢综合征。

本书是我多年来研究和实践的结晶，非常高兴将其中的内容分享给你，衷心希望能帮你改善身体状况，找回属于你的健康和幸福。

目　录

绪　论

使用指南

　　本书提供了一项循序渐进的方案，帮你解决多囊卵巢综合征问题。虽然书中的信息是基于医学研究提出的，但其目的是预防保健，而不是替代临床医学治疗。如果你已被确诊为多囊卵巢综合征，我不建议你放弃常规的医学治疗。除非另有明确说明，否则下文介绍的治疗方案均可以长期安全采用。由于个人情况存在差异，这些方案产生的效果也不尽相同，因此你必须在医生的指导下采用。强烈建议你与医生一起对病情恢复情况进行追踪，以便根据具体进展调整药物剂量或治疗方案。

　　本章将教你如何以最有效的方式使用本书，读完本章之后，你需要做一个小测验，判断你是否具有多囊卵巢综合征的典型症状。如果你仍然不知道自己是否具有相关症状，或者希望获取更多信息进行判断，可继续阅读下一章，学习更多有关多囊卵巢综合征的知识。剩余章节为多囊卵巢综合征的逆转方法。为了帮你更好地治疗多囊卵巢综合征，本书附录中还提供了大量实用信息。

各步骤概述

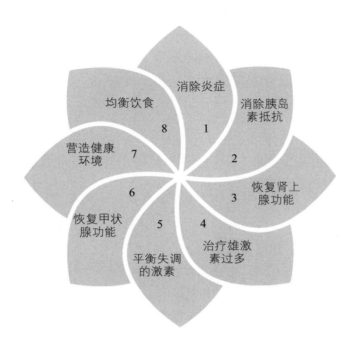

炎症

多囊卵巢综合征患者应该特别关注炎症问题。最新研究显示，炎症是多囊卵巢综合征的潜在病因，而患自身免疫性疾病的女性更应密切关注这一问题。本章末尾有一个小测验，你可以通过测验得分了解自己的炎症情况。身体质量指数（BMI）高于平均水平或腹部肥胖的女性通常具有更明显的炎症反应，而改善炎症反应的核心措施是采纳第9章提供的饮食营养建议。

胰岛素抵抗

大部分多囊卵巢综合征患者存在胰岛素抵抗，而腰围超过90 cm或者正在努力减肥的女性更应该重视这个问题，可以通过胰岛素抵抗检测进行判断。

但有些患多囊卵巢综合征的女性，尤其是身材苗条的女性，其体内的胰岛素抵抗非常轻微或根本检测不到。对于她们而言，只靠严格控制饮食并不能产生明显效果。相反，她们更应该考虑补充营养素，且将关注点放在激素和炎症方面。重要的是，即使多囊卵巢综合征患者没有检测到胰岛素抵抗，与正常女性相比，她们的卵巢对过量的胰岛素也很敏感。

肾上腺、压力和情绪

在解决肾上腺、压力和情绪问题之前，多囊卵巢综合征患者应先做肾上腺问题测试。肾上腺问题与压力具有一定的相关性，对于肾上腺分泌雄激素过多的多囊卵巢综合征患者而言更是如此。多囊卵巢综合征合并肾上腺分泌雄激素过多，几乎可以认定为多囊卵巢综合征的一种类型，且具有不同的表现形式。

雄激素过多

大多数多囊卵巢综合征患者都存在雄激素过多问题。虽然有些女性的血液中雄激素测试结果显示正常，但其卵巢组织中仍可能存在过量的雄激素，只是血液与卵巢中雄激素总和较少。可通过消除胰岛素抵抗、调节下丘脑–垂体–卵巢轴功能、消除炎症等方式降低雄激素水平。雄激素过多是多囊卵巢综合征的重要诱因之一，卵巢内若存在较高水平的雄激素，排卵就会受到抑制；皮肤内存在过多的雄激素会导致不必要的毛发生长，出现脱发和痤疮。你需要成为自己的"侦探"，仔细研究自己是否存在雄激素过多的相关症状，因为血液检测有时会具有误导性。

激素失衡

在解决激素失衡问题之前，多囊卵巢综合征患者应先做相关测验。雄激素过多是多囊卵巢综合征患者常见的激素问题，除此之外，多囊卵巢综合征患者一般还存在激素（如雌激素、黄体酮、促黄体生成素和促卵泡激素）调节异常问题。促黄体生成素和促卵泡激素是垂体激素。尽管多数多囊卵巢综合征患者会在一生中的某个阶段受到排卵问题的困扰，但并不意味着所有患者都会遇到此类问题。卵巢分泌的激素（雌激素和黄体酮）和垂体分泌的激素（促黄体生成素、促卵泡激素）水平保持良好的平衡是维护女性健康、预防情绪障碍和保持月经规律的关键。对于许多女性而言，如果某些诱因（如炎症反应和胰岛素抵抗）得到解决，激素失衡问题就会迎刃而解；而有些女性的表现则完全相反，胰岛素抵抗轻微，但垂体、卵巢激素失衡比较严重。因此，我们应始终针对不同的患者个体，逐一确定其关键致病因素。

甲状腺

在解决甲状腺问题之前，多囊卵巢综合征患者应先做相关测验。甲状腺问题是导致多囊卵巢综合征恶化的主要因素之一，但并非所有多囊卵巢综合征患者都有此表现。甲状腺疾病（如自身免疫性甲状腺病）在多囊卵巢综合征患者中较为常见。由于甲状腺功能低下会导致胰岛素抵抗加剧，而胰岛素抵抗反过来又会使甲状腺功能继续恶化，所以多囊卵巢综合征患者应确认自己是否存在甲状腺问题。如果存在，需要对症治疗。有研究甚至发现，一些患者存在多囊卵巢综合征特异性甲状腺功能问题。因此，你最好对此先有所了解，再进行血液检测。

环境

环境可对人类健康产生巨大影响。研究显示，环境的影响会波及好几代人，而受环境影响后产生的激素问题会遗传给我们的子孙后代。许多毒素，如塑料制品中的双酚A（BPA）、二噁英等，会使多囊卵巢综合征加重。在下面测验中得分较高的女性受环境的影响程度较大，应特别关注第8章的内容，为自己营造一个健康的环境。

饮食与营养

毫无疑问，对于多囊卵巢综合征患者而言，制订合理的饮食方案是一种重要逆转手段。当女性改变饮食结构后，多囊卵巢综合征的症状通常可以得到较为明显的改善。在某些情况下，仅靠营养方案就能改善大多数症状。由于多数多囊卵巢综合征患者或多或少地存在胰岛素抵抗及炎症反应，因此采取抗炎营养方案（目的是对胰岛素的分泌进行调节）通常是更有效的手段。针对BMI水平不同的多囊卵巢综合征患者，需要制订不同的饮食方案。但是，有些患者在采用最佳饮食方案后症状并未消失，因为多囊卵巢综合征是一种表现多样、因人而异的疾病，还需要采取其他配套措施。

小测验

下列几个小测验能帮助你判断是否存在相关症状，进而在治疗多囊卵巢综合征时应优先考虑哪些因素，建议你花一点时间进行测验。如果你在某些方面得分较高，则应密切关注本书相应的章节内容。如果你还不确定自己是否患有多囊卵巢综合征，测验结果能够给你一个明确的答案。

炎症测验

炎症是一个关键因素，因为几乎所有多囊卵巢综合征患者都存在炎症。如下文所述，如果你患有多囊卵巢综合征，那么你的炎症评分应该为中度或重度。

1.我有身体疼痛现象，如颈痛、背痛、膝盖痛、头痛等。

2.我有皮肤病症状，如湿疹、牛皮癣、酒渣鼻、过敏性皮炎等。

3.我有慢性消化问题，如腹胀、腹泻、消化性溃疡、胃食管反流等。

4.我有哮喘或过敏症状。

5.我总是感觉到累，而且嗜睡。

6.我的饮食中含有很多加工食品和精制糖。

7.我的家庭成员中有人患有自身免疫性疾病。

8.我已被确诊为多囊卵巢综合征。

上述题目中，如果你对其中5~8个题目做出了肯定回答，那么你可能存在重度炎症。如果你对其中1~4个题目做出了肯定回答，那么你可能存在中度炎症。

胰岛素抵抗测验

1.我的腰围为90 cm及以上（针对正常或大骨架人群），或我的腰围为80 cm及以上（针对小骨架人群）。

2.我增加的体重主要集中于腹部。

3.我嗜糖。

4.我一直在努力减肥。

5.我嗜吃碳水化合物，如米饭、面包、土豆等。

6.我很难吃饱，或有时暴饮暴食。

7.我的近亲（包括父母、祖父母、兄弟姐妹以及父母的兄弟姐妹等）中有糖尿病患者。

8.一段时间不吃东西我就会变得敏感，并伴有低血糖症状，如颤抖、易怒、头晕等。

9.我的后颈、大腿和腋窝附近的皮肤褶皱中有深色、绒毛状色素沉着（如黑棘皮病）。

10.我有皮赘。

11.我有脂肪肝。

上述题目中，如果你对其中7~11个题目做出了肯定回答，那么你可能存在重度胰岛素抵抗。如果你对其中3~6个题目做出了肯定回答，那么你可能存在中度胰岛素抵抗。如果你对其中0~2个题目做出了肯定回答，那么你可能存在轻度或无法测出的胰岛素抵抗。

肾上腺与压力测验

1.我的生活压力很大。

2. 我在过去5~8年中经历了极端压力。

3. 我睡眠不足。

4. 我有焦虑症。

5. 我有抑郁症。

6. 我摄入糖过多。

7. 我有心悸症状。

8. 我每天都喝很多咖啡。

9. 我易怒。

10. 我在经前会出现严重的情绪问题。

11. 我的血压很低。

12. 我在快速起身时会感到头晕。

13. 我过度忙于工作，没有时间放松。

14. 我服用类固醇类药物治疗某些疾病。

15. 我的腰围增加了。

16. 我有不良饮食习惯（如暴饮暴食、厌食症、贪食症、健康食品强迫症等）。

17. 我性欲低下。

18. 我感到肌肉无力。

19. 我在下午3~5点之间感觉很累。

20. 我晚上感觉最好。

21. 血液检测表明，我体内的硫酸脱氢表雄酮水平较高。

上述题目中，如果你对其中14~21个题目做出了肯定回答，那么你可能存在重度肾上腺应激问题。如果你对其中5~13个题目做出了肯定回答，那么你可能存在中度肾上腺应激问题。如果你对其中1~4个题目做出了肯定回答，那么你可能存在轻度肾上腺应激问题。

雄激素过多测验

1.我有多毛症，脸颊、下巴、唇部上方、胸部或腹部长出很多粗硬的毛发。

2.我20岁以后仍有严重的痤疮，主要集中在背部或下巴周围，或者在接受强化治疗（如服用异维A酸或避孕药）之后复发。

3.我的脱发范围扩大，或集中在发际线后面。

4.我的声音低沉。

5.血液检测显示，我体内的硫酸脱氢表雄酮、睾酮、雄烯二酮或双氢睾酮水平较高。

上述题目中，如果你对其中的任意1题做出了肯定回答，那么你可能存在雄激素过多问题。

激素失衡测验

1.在相当长的一段时间里，我的月经周期都在35天及以上。

2.在超声波检查中发现有卵巢多囊样改变。

3.我的排卵期较晚，一般在月经后的第18天甚至更晚。

4.我需要服用药物促进排卵。

5.我服用的促排卵药至少有一次不起作用。

6.我的血液结果显示，抗苗勒管激素（AMH）水平偏高。

7.月经第3天，我的血液检测显示，促黄体生成素（LH）与促卵泡激素（FSH）的比值较高。

8.血液检测结果显示，我的黄体酮水平较低。

上述题目中，如果你对其中任意1题做出了肯定回答，那么你可能存在激素失衡问题。

甲状腺测验

1.我比身边的人更怕冷。

2.我经常不明原因地感到疲倦。

3.我边节食边锻炼，但仍然很难减重。

4.我有便秘现象。

5.我的皮肤干燥、易起皮。

6.我脱发，头发脆、粗硬、干燥，且眉毛正在减少。

7.我的指甲很脆。

8.我感到沮丧或焦虑。

9.我有慢性肌肉疼痛和关节疼痛症状。

10.我感到颈部有压迫或肿胀感，吞咽困难，声音嘶哑。

11.我的家庭成员中有人患内分泌系统疾病或自身免疫性疾病。

12.我的胆固醇水平较高，改变饮食或药物治疗均效果不佳。

13.我的体重出现了与生活方式无关的不明原因变化。

14.我的记忆力和注意力减退。

15.我的甲状腺检测结果异常或正在服用甲状腺疾病治疗药物。

上述题目中，如果你对第15题做出了肯定回答，或对其中10~15个题目做出了肯定回答，都表明你存在甲状腺问题；如果你尚未做过检测，则应进行相关检测。如果你对其中5~9个题目做出了肯定回答，表明你存在中度甲状腺问题，同样需要进行相关检测。

即使你正在服用甲状腺疾病治疗药物，且病情得到了控制，我仍然建议你阅读本书，通过营养和饮食结构的调整提升你的甲状腺功能。甲状腺问题很复杂，药物治疗往往只能使甲状腺功能接近正常状态而无法根治。

环境毒素测验

1.我使用过塑料容器加热食物，或者用过塑料水瓶。

2.我食用过罐装食品，或饮用过罐装汽水。

3.我在婴儿期使用过塑料奶瓶或塑料吸管杯。

4.我做过零售业务，经常处理收据小票。

5.我曾在牙医诊所、发廊、美甲店或其他可能接触环境毒素的场所工作。

6.我主要购买非有机蔬果、乳制品或肉类。

7.我在农业生产或园艺工作中接触过农药，或者母亲在怀我之前接触过农药。

上述题目中，如果你对其中1~3个题目做出了肯定回答，那么你体内的环境毒素水平可能为中等。如果你对其中4~7个题目做出了肯定回答，那么你体内的环境毒素水平可能较高。

所有多囊卵巢综合征患者都应该重视环境毒素问题，因为它对健康的影响无处不在，令人无法逃避。虽然我们无法使自己或后代完全不受毒素影响，但我们可以采取一些措施尽量降低其影响。

饮食与营养测验

1.在改变饮食方式之后，我的多囊卵巢综合征症状得到了明显改善。

2.我自知我的饮食有可以改进之处。

3.我每周至少吃两次快餐或甜食。

4.我严重嗜糖等碳水化合物。

5.我很难做到停止吃东西，或有时会暴饮暴食。

6.我的饮食中缺乏足够的蔬菜。

7.我不太确定应该吃什么。

8.我知道如何控制饮食，但在吃饭时很难自控。

9.我总是吃同样的食物。

10.我有时吃的很好，有时很差。

11.我在胰岛素抵抗测验中的得分为中度或重度（对其中3~11个题目做出了肯定回答）。

上述题目中，如果你对其中1~4个题目做出了肯定回答，说明你对营养支持的需求很高，改变饮食习惯对你很有好处。如果你对其中的5个及以上题目做出了肯定回答，那么你将从饮食和营养方式改变中显著获益。

你的个人因素

首先，你需要标记出你存在的各种问题因素及其严重程度，完成下列表格，然后通读本书的内容。你可以根据测验评分以及自身存在的各种问题因素做出适当调整。例如，如果你存在严重的胰岛素抵抗，则应该仔细阅读相关章节内容，并严格采纳相关建议。相反，如果你不存在雌性激素失衡问题，而且排卵规律，就可以跳过相关章节而关注其他内容。

表0-1中列出了8种主要问题因素。请标记出你测验得出的各种因素的严重程度，以备阅读后续章节时参考。

表 0-1　8种主要问题因素及严重程度

问题因素	严重程度		
炎症	无	中度	重度
胰岛素抵抗	轻度/无法检测	中度	重度
雄激素过多	无	否	是
激素平衡/排卵	无	否	是
肾上腺功能失调	轻度	中度	重度
甲状腺功能失调	轻度	中度	重度
环境问题	轻度	中度	重度
营养与饮食问题	无	中度	重度

如果你的某一问题因素的严重程度为"重度"，则需要特别关注此因素。另一个需要考虑的问题是，当你致力于解决多囊卵巢综合征的某些潜在问题（如炎症反应和胰岛素抵抗）时，或许可能会同时解决一些其他问题。

但无论如何，所有女性都应在避免环境毒素暴露方面采取一些措施。环境问题越早得到改善，效果就越好，这一点对于渴望怀孕的女性来说尤为重要，因为环境问题会对未来好几代人的健康产生影响。

本书几乎囊括了我们目前了解的多囊卵巢综合征相关的全部信息。相信假以时日，你会对这些概念熟稔于心。应患者要求，我在书中列出了多囊卵巢综合征相关的资源信息。尽管改善健康状况不一定需要了解全部内容，但如果时间允许，你最好能通读一下。

第1章　何谓多囊卵巢综合征

> 这个世界随时都想把你变成其他模样，坚持做自己就是一项最伟大的成就。
>
> ——拉尔夫·瓦尔多·爱默生

在一家餐厅里，索菲亚斜着身子靠向她的朋友伊丽莎白，好像在听一个秘密。索菲亚与伊丽莎白是去年相识的，她们供职于同一家公司，最近成了好朋友。索菲亚将一只纤细的手臂放在桌子上，眼中满是无法掩饰的惊讶。她身材颀长、苗条，但是有焦虑倾向。

相比之下，伊丽莎白的身材丰腴了很多，皮肤光滑白皙，但伊丽莎白在为她口中的"苹果型身材"而苦恼不已。尽管她多年来尝试过各种节食方法，但腹部仍然赘肉堆积。

"这么说，你也有多囊卵巢综合征？"伊丽莎白压低了声音，眼睛朝周围看了看，好像不想让别人听见。

"是的，"索菲亚用手比划着自己的下巴，上面布满了红肿的丘疹，"你肯定以为我都34岁了，早就过了长痘痘的年龄吧！"

索菲亚13岁开始月经初潮，与此同时她的丘疹开始大爆发，尤其是下巴和背部。索菲亚的月经一直不规律，甚至完全随机，且伴有严重抽筋和大量出血。随着时间的推移，索菲亚的下巴和脸颊上长出了粗硬的毛发，这令她苦恼不已。她花了很多时间尝试各种脱毛手段，也尝试了很多痤疮治疗方法，但都没什么效果。

去年，索菲亚做了一些网上调查后，转诊至妇科。血液检测结果显示，她的睾酮水平很高，医生诊断其患有多囊卵巢综合征。

一到家，索菲亚就上网搜索多囊卵巢综合征，希望得到更多相关信息，但索菲亚找到的却是大量令人困惑的信息，几乎每篇文章的核心词汇都是卵巢囊肿、睾酮水平高、体态丰满等。很显然，这些特征与索菲亚的情况并不相符。超声检查结果显示她的卵巢内没有囊肿，而且她的身材十分苗条。唯一相符的是她睾酮水平很高，但她想知道为什么自己与其他患者的情况差距如此大。

而伊丽莎白在很小的时候就被诊断为多囊卵巢综合征，她与身体增重的斗争从孩提时代便开始了。进入青春期之后，她的体重迅速增加。她的母亲、姐姐及许多女性亲属也是如此。十几岁的伊丽莎白有了月经初潮，这让她感到高兴。但在接下来的10个月里，月经再也没有光顾。虽然许多朋友的月经周期一开始也不规律，但她们最终逐渐规律起来，唯独伊丽莎白是个例外，她的月经每年平均来两次。她渴望能像朋友们一样拥有正常的月经周期，但月经始终没有规律。现在她只能通过服用处方药勉强维持每月一次的月经。

这些年来，伊丽莎白做过多次卵巢超声检查，但结果并没有什么改善。她的卵巢内充满了又小又圆的囊肿——教科书中描述的典型的"珍珠项链征"。和索菲亚一样，伊丽莎白的下巴和脸颊上也长出了毛发，由于呈金黄色，又比较纤细，因此大多数人不会注意。

32岁那年，伊丽莎白结婚了。夫妻二人很想生育自己的孩子，但一直没有成功，他们与不孕症的斗争持续了两年。在这期间，备孕几乎成了伊丽莎白的第二份工作，每天天一亮就要早早赶去生殖门诊，这令她相当疲惫。

伊丽莎白觉得自己的时间完全被备孕"工程"挤占了：要做记录、验孕，要痛苦地等待两周才能出结果，要服药，要做各种检查，进行各种手术。如果这个月没成功，下个月还要继续。为什么不能像其他人那样轻易受孕呢？

"你也有多囊卵巢综合征？我有些意外！你看起来不像……"伊丽莎白逐渐将声音压低。

"是的，虽然我患的并非'典型'的多囊卵巢综合征，"索菲亚回答道，"但有一件事我可以肯定，那就是无论我采取什么措施，都没什么效果。"

为什么这两位差异如此大的女性会患同一种疾病呢？

多囊卵巢综合征简介：一种具有多种表征的紊乱

为什么多囊卵巢综合征患者之间具有如此大的差异性呢？随着每年数百项新研究成果的发布，越来越多关于多囊卵巢综合征的真相被揭开。

在女性健康领域，多囊卵巢综合征长期以来都是谜一样的存在，因为其潜在原因还未明确。早在1935年，斯坦因和莱文塔尔两位研究人员就描述过这样一群女性：她们身材高大，脸上长着粗硬的毛发（即多毛症），而且出现了卵巢增大现象，并发多个小囊肿和月经周期不规律。他们将这种疾病命名为斯坦因-莱文塔尔综合征。自此以后，该病的诊断范围逐步扩大，许多开始不具备典型多囊卵巢综合征症状的女性也逐渐被确诊为这种疾病。

本书涉及的多囊卵巢综合征的相关信息均源自最新研究成果，以及我在治疗数百名多囊卵巢综合征患者后得出的临床经验。随着研究的进一步深入，本书中的许多内容可能会得到拓展或被修正。我们对多囊卵巢综合征的了解尚处于初级阶段，我也期待该领域能够不断取得新进展。

有趣的是，如今出现了一种为多囊卵巢综合征改名的趋势，因为很多多囊卵巢综合征患者实际上并没有出现卵巢多囊样改变。虽然新名称还在讨论中，但人们希望它能体现出这种疾病的多样性特征。

多囊卵巢综合征是育龄妇女中常见的一种激素紊乱，全球患病女性超过1亿。它会影响女性的激素水平、生育能力、皮肤健康、心血管健康、新陈代谢等方面。多囊卵巢综合征之所以被称为综合征而不是疾病，就是因为它的临床表现多样，特征千差万别。

如果女性的雄激素（如睾酮）分泌过多，则可能引发多囊卵巢综合征。多囊卵巢综合征会引发痤疮、促进毛发生长（如索菲亚）；多囊卵巢综合征还可能导致体重增加、不孕、排卵期和月经周期延长（如伊丽莎白）。

这是多年来研究人员对多囊卵巢综合征感到困惑的原因，而且相关专业人士也一直就多囊卵巢综合征的诊断依据争论不休。但21世纪初以来，人们逐渐达成了一个共识——这种疾病实际上存在不同的表征，这就能够解释为什么同样患多囊卵巢综合征的两位女性却表现迥异了。

1990年，作为全球重要的医学研究中心之一，美国国立卫生研究院（NIH）发布了多囊卵巢综合征的诊断标准，认为需要同时满足下列三个条件：

1.排卵或月经延迟，又称稀发排卵；

2.高雄激素（如高睾酮或脱氢表雄酮）导致痤疮、多毛、雄秃，或经血液检测发现雄激素水平过高；

3.排除其他可能引发类似综合征的病症。

有趣的是，NIH并没有将存在卵巢囊肿的女性直接诊断为多囊卵巢综合征。总体而言，NIH的诊断标准更为严格，所以根据这一标准，诊断为多囊卵巢综合征的患者数量会减少。

鹿特丹标准

2003年，两家顶级生殖医学集团——欧洲人类生殖与胚胎学学会（ESHRE）和美国生殖医学会（ASRM）在荷兰鹿特丹召开了一次会议。各路专家齐聚这座城市，致力于为多囊卵巢综合征制定新的诊断标准，会议制定的"鹿特丹标准"可能是在多囊卵巢综合征诊断中被人们广为接受的标准。[1]

这次会议在临床内分泌学界引起了相当大的轰动。与NIH标准相比，鹿特丹标准的不同之处在于女性不需要完全符合NIH的三条标准，只需符合其中两条即可确诊为多囊卵巢综合征，这就使多囊卵巢综合征不同表征或类型的出现成为可能，而且之前并不存在的"新型"多囊卵巢综合征也被纳入了诊断标准。

鹿特丹会议提出的三条标准是：

1.排卵时间延迟（或称无排卵）；

2.高雄激素血症；

3.超声检查提示卵巢多囊样改变。

需要注意的是，多囊卵巢综合征是一种复杂的疾病，上述多囊卵巢综合征表征是人类目前已知的类型。随着时间的推移，人类对这种复杂疾病的研究会更加深入，一些新的类型还可能出现。

多囊卵巢综合征的症状

多囊卵巢综合征的症状众多，如脱发、疲劳、体重增加等，不一而足。根据鹿特丹标准，这些症状可分为三大类，多囊卵巢综合征的确诊必须具备三条标准（无排卵、高雄激素血症和卵巢多囊样改变）中的两条。接下来我们对每条标准展开进行介绍。

无排卵

无排卵的字面意思是"不排卵"。但在医学术语中，无排卵还可指排卵时间迟于正常时间。女性的月经周期平均为28天，这个周期通常从经期的第1天开始计算，大多数女性会在第14天左右排卵。

从专业角度来说，无排卵是指月经周期少于每年10次，或月经周期≥35天。更多有关月经周期的知识请参阅第6章，其中有对多囊卵巢综合征相关激素、排卵和月经周期的介绍。

无排卵

月经周期少于10次/年

或者月经周期 ≥ 35天

由此可知，如果你的月经周期规律，但时间比平均周期长，仍可能属于无排卵。实践中，我经常遇到这种现象：一些女性虽然月经规律，但比平均周期长，很多女性认为这很正常，但事实并非如此。月经周期 ≥ 35天（即使很规律）是一个危险信号，对于月经周期从青春期就开始变长的女性而言，更是如此。

随着年龄的增长，女性的月经周期通常会自然缩短。因此，有些女性性成熟后排卵障碍问题会自行消失。换句话说，如果一位女性青春期之后月经周期仍然较长，且伴有多囊卵巢综合征的其他特征，那么她需要进行更进一步的检测了。

高雄激素血症

高雄激素血症指血液中的雄激素水平较高，包括睾酮、脱氢表雄酮、雄烯二酮等。这些特殊的激素是导致女性出现男性性征的原因，如面部、身体长毛发，特定形态的脱发等。

高雄激素血症的症状

多毛症：下巴、唇部上方、乳晕、胸、腹、上臂、大腿等部位长出毛发

痤疮：常见于下巴边缘或背部（雄激素性痤疮一般为中度到重度）

雄激素源性脱发：自头顶部脱发，蔓延及额部，最终扩展至整个头顶

睾酮、脱氢表雄酮或雄烯二酮等激素水平升高

我们将在第5章对上述症状进行更详细、全面的介绍。

多囊卵巢综合征性的"囊肿"表现

在鹿特丹会议上，研究人员对多囊卵巢的定义进行了介绍。他们认为，在每侧卵巢中存在 ≥ 12 个直径为 2~9 mm 的小卵泡，或每侧卵巢体积大于 10 cm^3，即为多囊卵巢。卵泡是卵巢中包裹卵子的球形结构。在接受超声检查时，许多多囊卵巢综合征患者的卵泡数量高于平均水平。即使只有一侧卵巢的卵泡或"囊肿"过多，也可能是多囊卵巢综合征的表现。

你做超声检查时，可以让检查人员测量卵巢体积，计算卵巢中小卵泡的数量。一般经期的第 3 天为超声检查的最佳时机。但如果你的月经周期不规律或者不常来月经，则随时都可以检查。

多囊卵巢综合征性的"囊肿"表现

每侧卵巢中存在 ≥ 12 个直径为 2~9 mm 的小卵泡

每侧卵巢体积大于 10 cm^3

超声显示，双侧卵巢中存在 ≥ 26 个直径为 2~9 mm 的小卵泡

卵巢囊肿究竟是什么？其实多囊卵巢综合征患者的囊肿与正常女性的卵巢囊肿并不相同。非多囊卵巢综合征患者的囊肿常见类型之一是简单的功能性囊肿，这类囊肿是指卵巢内充满体积较大的液态囊状物，它们通常会自行缩小甚至消失，且许多女性的卵巢都会偶发类似的囊肿。另一类非多囊卵巢综合征患者的囊肿属于复杂的卵巢囊肿，这类体积较大的囊肿中含有多种类型的细胞。在大多数情况下，这两种类型的囊肿数量（通常只有一个或几个）远低于多囊卵巢综合征患者卵巢内"囊肿"的数量。

实际上，多囊卵巢综合征患者的"囊肿"与上述两类囊肿不同，甚至根本算不上真正的囊肿。为什么有些多囊卵巢综合征患者在超声检查时会发现卵巢中存在那么多卵泡呢？在健康的卵巢中，卵泡会在排卵前缓慢地生长好几个月，这个过程即为卵泡的发育过程。

而在多囊卵巢综合征患者的卵巢中，这一过程会因为卵巢中的高睾酮和高胰岛素水平而中途停止。卵泡的外层称为卵泡膜，它能产生睾酮，使卵泡增厚。当睾酮浓度高于正常值时，发育中的卵泡会因此停止生长，在卵巢内累积，而无法离开卵巢（排卵）。参见图1-1。

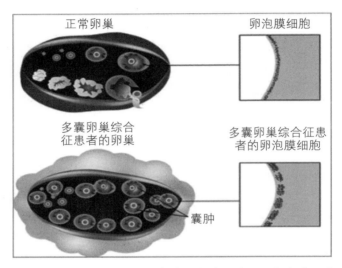

图1-1 多囊卵巢综合征患者的"囊肿"外观及卵泡膜细胞与正常卵巢的对比，注意卵泡膜层增厚（图片来源：美国国立卫生研究院儿童健康和人类发展研究所）

因此，多囊卵巢综合征患者的"囊肿"实际上只是未完全发育的卵泡。这些卵泡堆积在卵巢内，形成了类似小囊肿的卵巢外观，也就是教科书中说的"珍珠项链征"。

多囊卵巢综合征患者的囊肿与年龄

超声检查提示，卵巢内存在多个小卵泡的现象在年轻女性（尤其是青春期女孩）中较为常见。这个年龄段的女性卵巢内有大量的卵泡，超过多囊卵巢综合征诊断阈值的概率较大。此外，随着卵巢活动的增加，青春期女孩卵巢内会出现很多卵泡，但她们尚未形成规律的排卵周期，所以青春期女孩的卵巢呈现自然的多囊性。但随着女性排卵的逐渐规律，一旦形成固定的月经周期，这种现象会自行消失。

因此，对于青春期女孩的超声检查结果应谨慎对待，这也是我们不单独将卵巢囊肿作为多囊卵巢综合征诊断标准的重要原因。

具有类似表现且年龄≥35岁的女性则可能患多囊卵巢综合征，但由于她们的卵泡数量随年龄的增长而减少，其卵巢内的卵泡数量较少，超声检查提示多囊卵巢的可能性也较小。因此，在谈论"囊肿"的判断标准时，年龄是一个重要因素。令人欣慰的是，随着年龄的增长，大多数女性出现与多囊卵巢综合征无关的"囊肿"的概率会降低。

卵巢囊肿诊断新技术

新技术可能改变人类长久以来对"多囊卵巢"的定义。2013年3月发布的一项研究表明，应该使用新的阈值确定女性是否真正存在多囊卵巢综合征的特征。[2]

这是因为新型诊断设备具有更强的卵泡检测能力。在过去的几年中，由于超声设备的灵敏性增强，很多此前未能确诊的女性（尤其是天生就有很多卵泡、处于类多囊卵巢综合征状态的女孩）经最新超声设备检查后得以确诊。使用新设备可以检测到旧设备无法检测到的卵泡，这无疑增加了通过超声检查而确诊的多囊卵巢综合征患者数量。

上述研究的结论是：在进行超声检查时，应将双侧卵巢中存在≥26个直径为2~9 mm的卵泡作为多囊卵巢综合征的诊断标志。研究还指出，该阈值只适用于18~35岁的女性。

多囊卵巢综合征的四种表型

我个人认为，鹿特丹标准只是多囊卵巢综合征部分表征的汇总，我们可以据此对多囊卵巢综合征做出诊断，但显然这些表征并不适用于所有患者，无法据此标准制订通用的多囊卵巢综合征治疗指南。因此，我会在本书中教你如何判断自己是否存在某些特定的病因，从而制订个性化的治疗方案，以达到更好的治疗效果。但我认为了解鹿特丹标准依然很重要，因为它能帮你从根本上判定自己是否患有多囊卵巢综合征，也能让你对自己的病情有更深入的了解。

如前文所述，女性需要符合鹿特丹三条标准中的任意两条，才能被确诊为多囊卵巢综合征。据此，多囊卵巢综合征可分为四种类型，医学上将其称为"鹿特丹表型"。

A型和B型为NIH定义的"典型多囊卵巢综合征"，C型和D型为"非典型多囊卵巢综合征"。

多囊卵巢综合征的四种表型

如图1-2所示：

A型：排卵延迟、高雄激素血症、超声检查提示卵巢多囊样改变

B型：排卵延迟、高雄激素血症、超声检查提示卵巢正常

C型：排卵规律、高雄激素血症、超声检查提示卵巢多囊样改变

D型：排卵延迟、无高雄激素征象、超声检查提示卵巢多囊样改变

A型 高雄激素 排卵延迟 多囊卵巢	B型 高雄激素 排卵延迟
C型 高雄激素 多囊卵巢	D型 排卵延迟 多囊卵巢

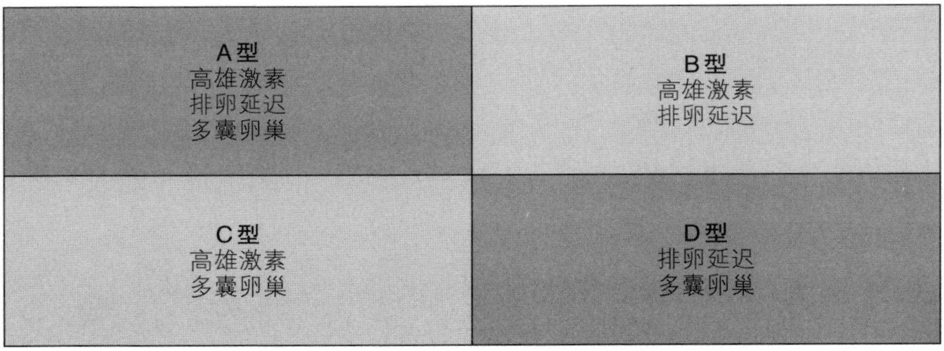

图1-2 多囊卵巢综合征的四种表型

排除性诊断

多囊卵巢综合征属于排除性诊断。因此，必须首先排除其他可能导致类似症状的疾病。有些组织对于鹿特丹表型尤其是D型（非高雄激素表型），表示强烈反对。雄激素过多与多囊协会（Androgen Excess & PCOS Society）认为，根据定义，雄激素过多应被列为多囊卵巢综合征的诊断标准之一，但D型多囊卵巢综合征可能只是一种比较温和的高雄激素多囊卵巢综合征表型。

莫莉与莉莎的故事

莫莉是一名28岁的多囊卵巢综合征患者。在与多囊卵巢综合征斗争一年无果后，她决定转变自己的生活方式。她的体重大约比医生的建议值重9 kg，月经每3~4个月才来一次。莫莉的下巴和颈部长出了粗硬的毛发，而且超声检查显示，她的卵巢呈现典型的"珍珠项链征"。莫莉的饮食习惯不佳，生活节奏快，经常在外面就餐。当莫莉向医生提出自己的担忧时，医生推荐她小剂量服用二甲双胍（一种治疗多囊卵巢综合征导致的糖尿病的常用药物）。她按照医生的建议改变了自己的饮食习惯，戒掉了加工食品和精制糖。4个月后，莫莉减掉了9 kg体重，月经周期也稳定在29天。通过治疗，她的症状从最严重的A型多囊卵巢综合征转为较轻的C型。

莉莎也是一名多囊卵巢综合征患者，36岁，月经周期为3~4个月（但这已经比她年轻时的情况好了很多，那时她的月经周期更长）。和莫莉一样，莉莎的嘴唇和下巴上也长出了毛发，只是她的毛发没那么明显。超声检查显示她的双侧卵巢中均有成簇的小卵泡。去妇科就诊之后，莉莎开始接受与莫莉相似的饮食和药物治疗方案。

但她的反应与莫莉截然不同：减肥十分困难，经过4个月的努力，她的体重只减少了2 kg。

在此期间，莉莎的月经状况虽然有所改善，但周期仍然长达52天。超声检查显示，她的卵巢健康状况有所好转。经过治疗，莉莎的症状由A型多囊卵巢综合征转为B型。

上述两个案例有什么不同呢？为什么两人接受了同样的治疗，莉莎仅取得了轻微的效果，莫莉却得到了明显好转？

这可能是因为，血液检测结果显示，莉莎的胰岛素抵抗远比莫莉严重。当多囊卵巢综合征患者体内的细胞无法对摄入的糖做出正常反应时，就会产生胰岛素抵抗。胰岛素抵抗是决定多囊卵巢综合征治疗效果的核心因素之一，其严重程度在很大程度上影响着治疗效果。我们会在第3章对胰岛素抵抗进行详细的介绍。

莉莎的减肥困难与严重的胰岛素抵抗有关，这也是她的多囊卵巢综合征状况没有明显好转的原因之一。胰岛素抵抗是我在本书中提到的多囊卵巢综合征8步逆转方案中的第二个因素。

由于没有任何进展，莉莎又去咨询了自然疗法医师，希望能解决自己严重的胰岛素抵抗问题。虽然莉莎已经开始服用二甲双胍，但她的胰岛素抵抗指数仍然较高。于是，莉莎开始认真实施针对胰岛素抵抗的营养方案（详情请参阅第9章和附录D）。

同时，莉莎开始进行强化锻炼，并服用营养补充剂和草药来改善她的胰岛素抵抗情况。4个月后，莉莎的月经周期开始规律，并稳定在30天。这令她欣喜不已，因为这是她有生以来第一次体验到正常的月经周期。实际上，此时莉莎典型的A型多囊卵巢综合征已经得到彻底逆转。后来莉莎逐渐戒掉了很多营养补充剂，甚至无须服用二甲双胍，仅靠饮食、锻炼及补充一些基本的营养即可维持正常的月经周期。

个体情况各不相同

上述案例表明，虽然个体情况各不相同，为减轻症状而采取的干预措施也不同，但你是有可能彻底扭转多囊卵巢综合征病情的。如果上述三条诊断标准中你只符合一条，或者你的症状已经消失，说明你的多囊卵巢综合征病情已得到扭转，但这并不意味着可以高枕无忧了，因为病情扭转并不等于痊愈。多囊卵巢综合征仍然存在，它是一种终身性疾病，你必须始终予以关注，并一直无微不至地照顾自己。你可以将此作为送给未来自己的礼物，因为你现在为健康所做的所有努力，都是有意义的。

我们从本节内容可以得到一个结论：多囊卵巢综合征的四种表型有助于理解这一病征，它们是多囊卵巢综合征的诊断标准，代表了病情的严重程度。

但诊断是一回事，进行有效治疗是另一回事，其中涉及多方面需要处理的问题，本书会有针对性地教你如何去做。

接下来，我将结合最新研究梳理一下多囊卵巢综合征的四种表型及其差异。

确定你的多囊卵巢综合征表型

如欲确定你的多囊卵巢综合征表型，请自问以下问题。

高雄激素血症

1.我是否有严重的痤疮？下巴、唇部上方、腹部、大腿上部、上臂或背部是否长了毛发？是否存在明显的脱发（全头或发际线以后），且这些症状不是由其他因素（如缺铁）导致的？

2.我是否做过睾酮、脱氢表雄酮和雄烯二酮检测，且其水平偏高？（关于雄激素的全面介绍见第5章）

无排卵

1.我的月经周期是否不规律，或≥35天？

2.我是否存在排卵困难？

多囊卵巢

超声检查是否显示，我的卵巢中存在很多小卵泡（双侧卵巢卵泡总数 ≥26个）？

由于需要做超声检查才能确定是否存在多囊卵巢，所以有些女性不知道自己是否存在卵巢"囊肿"。如果你符合其他两项标准之一，且怀疑自己可能患有多囊卵巢综合征，那么你应该要求医生为你做超声检查。但卵巢多囊样改变在女性年龄增长后可能自行消失，因为女性体内的卵子数量会随年龄的增长而减少。目前研究人员认为，对于大多数女性而言，卵巢多囊样改变会在青春期后消失，因为青春期分泌的激素使卵巢暂时处于多囊样改变状态。但真正多囊卵巢综合征患者的症状表现在青春期之后仍然持续。由于多囊卵巢综合征的症状与青春期女性在激素影响下的一些发育表现较为类似，因此有人认为将存在卵巢囊肿作为青春期女孩多囊卵巢综合征的诊断标准是有争议的。

如果你尚未进行超声检查，但怀疑自己患有多囊卵巢综合征，仍然可以阅读本书。因为随着对书中内容的深入学习，你很容易判断自己是否存在多囊卵巢综合征的各种表征。

接下来的几种多囊卵巢综合征表型涉及不同的激素。如果你不熟悉这些激素的名称及含义，可以阅读第6章，其中有多囊卵巢综合征相关激素和月经周期的详细介绍。

A型：典型多囊卵巢综合征

典型多囊卵巢综合征是所有表型中最严重的一种，符合全部三条诊断标准。患A型多囊卵巢综合征的女性会出现排卵延迟、月经延迟、高雄激素及卵巢"囊肿"。

A型多囊卵巢综合征

高雄激素或高雄激素征象

月经周期不规律或排卵延迟

多囊卵巢

A型多囊卵巢综合征又称典型多囊卵巢综合征。许多A型多囊卵巢综合征患者往往BMI较高，腰围较粗，前文提到的伊丽莎白即属于A型多囊卵巢综合征患者。但有些A型多囊卵巢综合征患者的体重正常甚至有些消瘦。我认为这类患者拥有较强的多囊卵巢综合征遗传易感性，她们在代谢和体重未出现异常的前提下，仍存在较严重的症状。好消息是，即使是在成年之后，许多女性仍然可以通过改变饮食和锻炼习惯、恢复激素平衡等方式，使多囊卵巢综合征表型由A型转为症状较轻的表型。

A型多囊卵巢综合征患者的腹部脂肪较多，其月经第3天的促黄体生成素与促卵泡激素比值较高。[3]在所有多囊卵巢综合征类型中，A型患者的数量约占多囊卵巢综合征患者总数的60%，且睾酮水平较其他型更高。

随着年龄的增长，A型多囊卵巢综合征患者需要更好地照顾自己，因为她们患代谢性疾病的风险随之增加，胰岛素抵抗更为严重，患糖尿病和心脏病的风险也更大。

在所有类型中，A型多囊卵巢综合征患者的抗苗勒管激素水平最高。抗苗勒管激素由卵巢中的卵泡分泌，可反映出卵巢内储备的卵子数量，大多数多囊卵巢综合征患者的抗苗勒管激素水平偏高。

A型多囊卵巢综合征患者的月经不规律表现得最为严重，许多该型患者可能几个月都不排卵。有时候月经好不容易光顾一次，还不一定是真正的月经（可能是突破性出血）。如果子宫内膜在一段较长的时间内持续增厚，又无法在月经周期自然脱落，就会发生突破性出血。

A型多囊卵巢综合征患者体内的黄体酮水平通常较低，因为黄体酮在排卵后才会分泌，而该型患者不经常排卵。女性不经常排卵会使黄体酮缺乏，导致雌激素占优势（即雌激素过多），引起子宫内膜增厚。一段时间后，子宫内膜可能破裂，导致非经期少量出血、不规律出血，甚至出现与经期类似的出血，还可能伴随剧痛、严重出血。

A型多囊卵巢综合征患者的日子就是这么难熬！好在大多数女性都可以通过改变饮食习惯等生活方式，以及采用自然疗法以减轻症状。

B型：典型多囊卵巢综合征

B型多囊卵巢综合征是另一种典型的多囊卵巢综合征，与A型类似，不同之处在于该型多囊卵巢综合征患者的卵巢内没有囊肿。

B型多囊卵巢综合征

高雄激素或高雄激素征象

月经周期不规律或排卵延迟

卵巢正常

前文提到的索菲亚（长痤疮且月经不规律的高个女性）就是B型多囊卵巢综合征患者。与A型患者一样，B型患者的腰围会增加，BMI也会升高。值得注意的是，尽管A型和B型患者的体重都有增加趋势，但两种类型中均存在少数身材苗条的女性。

研究发现，A型和B型多囊卵巢综合征的主要区别在于B型的抗苗勒管激素水平较低，因为抗苗勒管激素的分泌与多囊卵巢综合征样囊肿相关。正如前文所述，随着年龄的增长，这种多囊卵巢综合征样囊肿会减少。而在B型患者中，年长女性的比例更高。

B型多囊卵巢综合征不如A型常见，只有8.4%的多囊卵巢综合征患者属于B型。研究发现，A型和B型多囊卵巢综合征在诱发糖尿病和心血管疾病方面的风险相当。[4]

C型：非典型多囊卵巢综合征

C型多囊卵巢综合征是一种新型的非典型多囊卵巢综合征，又称"排卵性多囊卵巢综合征"，属于轻度的多囊卵巢综合征。在鹿特丹会议之前，C型多囊卵巢综合征并未被纳入多囊卵巢综合征的诊断范围。该表型的主要表现为高雄激素、多囊卵巢和月经周期规律。

C型多囊卵巢综合征

高雄激素或高雄激素征象

月经周期 ≤ 35天或排卵规律

多囊卵巢

通过改变饮食习惯或改善胰岛素抵抗并减轻体重后，许多A型多囊卵巢综合征患者可转为C型。而C型多囊卵巢综合征患者的BMI、腰围和雄激素水平一般处于中等范围，其促黄体生成素与促卵泡激素的比值通常低于A型和B型患者。虽然C型患者的雄激素水平低于A型患者，但仍然高于正常人群。

C型多囊卵巢综合征患者：你的排卵次数未必如你想象的那样多

值得注意的是，尽管月经十分规律，但C型多囊卵巢综合征患者并非每个月经周期都会排卵。研究发现，许多C型患者只在个别月经周期内排卵。[5] 那些所谓的"月经出血"实际上是突破性出血。

C型多囊卵巢综合征患者应在排卵后第7天做黄体酮水平及基础体温检测，以确定排卵频率。详细内容请参阅第6章和附录A。

玛丽安的故事

玛丽安，24岁，C型多囊卵巢综合征患者，月经周期为29~34天，但有时她的月经量极少。她的发际线上方出现了明显的脱发，下巴上也长有粗硬的毛发。玛丽安身材苗条，在出现脱发之前一直自认为很健康。但由于脱发速度太快，玛丽安开始感到恐慌。与此同时，她做了妇科超声检查，发现卵巢内充满了小卵泡。后来，玛丽安被确诊为多囊卵巢综合征。脱发和多毛是高雄激素的表现，因此她被归为C型患者。之后，玛丽安不再嗜吃甜食。她的月经周期之前虽然没有超过35天，但是不太规律。经过治疗后，她的月经周期稳定在30天。一段时间之后，玛丽安重新长出了漂亮的头发。

D型：非典型多囊卵巢综合征

D型多囊卵巢综合征

雄激素水平正常

月经周期不规律或排卵延迟

多囊卵巢

有趣的是，D型多囊卵巢综合征是最具争议的一种类型。在鹿特丹会议之前，该表型未被纳入多囊卵巢综合征的诊断范围。即使是现在，许多专家仍然认为D型并非真正的多囊卵巢综合征。因此这一表型最终很可能被剔除，但我仍将其列了出来，因为该类型具有一定的参考价值。

D型多囊卵巢综合征患者并无高雄激素征象，即雄激素水平正常，然而她们确实存在多囊卵巢、月经不规律或排卵延迟症状。与C型一样，D型患者的BMI较低，胰岛素抵抗并不严重。[6]许多此前未被确诊、身材苗条、多囊卵巢综合征症状较轻的女性即属于这一类型。当然，身材苗条的女性有可能属于各种表型。

D型多囊卵巢综合征：需要排除其他可能性

为了确诊该型（或任何其他表型）多囊卵巢综合征，必须首先排除与多囊卵巢综合征表征相似的其他疾病，这一点可通过血液检测实现。如果检测发现是其他病症导致的类多囊卵巢综合征症状，便可排除多囊卵巢综合征。

其他具有类多囊卵巢综合征症状的病症

甲状腺功能减退

催乳素水平高

下丘脑性闭经（下丘脑－垂体－卵巢轴功能失调）

非典型先天性肾上腺皮质增生症（一种罕见的肾上腺遗传性疾病）

中间地带

D型多囊卵巢综合征存在很大的争议，但这些争论的焦点之间存在一个中间地带。瓜斯特拉、朗戈和卡米娜的研究表明，与未患多囊卵巢综合征的女性相比，D型多囊卵巢综合征患者确实存在轻微的雄激素水平偏高。虽然雄激素水平尚处于正常范围，但略高于未患多囊卵巢综合征的女性。

研究还发现，与未患多囊卵巢综合征的女性相比，D型多囊卵巢综合征患者在服用某些药物后可产生更多的雄激素，即便她们雄激素水平本来正常。

米娜的故事

米娜，24岁，每4个月来一次月经，她去妇科就诊并接受了超声检查，发现她的卵巢呈多囊样改变。血液检测结果显示，她血液中的睾酮和雄激素水平完全正常。此外，米娜不长痤疮，也没有出现雄秃症状。因此，她被诊断为D型多囊卵巢综合征患者。

米娜的卵巢内存在很多卵泡，由此我们认为她可能出现了高雄激素血症。在接受改善卵巢功能和促排卵的针对性治疗之后，米娜的反应良好。

一般来说，D型多囊卵巢综合征患者不同于其他表型，她们普遍不存在胰岛素抵抗，且BMI和腰围指标相对正常，因此可以将D型多囊卵巢综合征患者称为"苗条型"多囊卵巢综合征（虽然个别身材苗条的女性也可能属于其他表型）。

在激素方面，D型多囊卵巢综合征患者的促黄体生成素与促卵泡激素的比值以及促黄体生成素水平通常都较高，这可能是D型患者排卵不规律的原因。在很多情况下，A型或B型多囊卵巢综合征患者会因症状改善而转为D型。

值得注意的是，有研究表明，包括D型在内的所有多囊卵巢综合征患者，在受到葡萄糖或碳水化合物刺激时，都会表现出轻微的胰岛素抵抗，但不同患者的胰岛素抵抗程度存在差异，因此治疗方法也因人而异，详情将在下文中阐述。

多囊卵巢综合征表型的影响因素

患者的个体情况不同，治疗手段也不同，因此对索菲亚有效的治疗手段对伊丽莎白可能无效。每位多囊卵巢综合征患者的失衡表现，或者说"影响因素"均存在差异。本书将基于治疗不同多囊卵巢综合征患者的临床经验，为各种表型的多囊卵巢综合征患者提供有效的分步治疗方法。

下文将对影响多囊卵巢综合征表型的各种因素进行介绍。

影响多囊卵巢综合征表型的因素

年龄

体重

环境

遗传

社会情感

年龄

年轻女性的卵巢中天然存在较多卵泡，因此更可能出现卵巢多囊样改变，青春期女孩尤其如此。随着年龄的增长，女性卵巢内的卵泡数量会自然减少。因此，"双侧卵巢卵泡总数 ≥ 26个"这一新诊断阈值并不适用于18岁以下或35岁以上女性。

幸运的是，多囊卵巢综合征患者的雄激素水平会随着年龄的增长而得到降低。因此，随着年龄的增长，多囊卵巢综合征患者可由重度表型（如A型）转为轻度表型（如C型）。没错，多囊卵巢综合征带来的激素和生殖相关症状会随着女性年龄的增长而改善！

但需要了解的是，多囊卵巢综合征引发代谢性疾病（如心血管疾病、2型糖尿病等）的风险也会随年龄的增长而增大。

体重

体重是决定多囊卵巢综合征严重程度的核心因素之一。体重增加（不包括单纯的肌肉增加）可引发胰岛素抵抗，而胰岛素抵抗会导致典型的多囊卵巢综合征（如A型或B型），反之亦然。体重增加，尤其是腰部肥胖，会使多囊卵巢综合征由"非典型"（如C型）转为"典型"（如A型或B型）。

研究表明，如果希望减轻多囊卵巢综合征症状，大骨架女性的理想腰围应控制在90 cm以内。对于天生体型较小的女性，如亚洲女性，如欲降低胰岛素抵抗，则建议将腰围控制在80 cm以内。

表观遗传与环境

表观遗传是指人的基因表达随环境变化而改变。没错，人的基因表达是可以改变的。多囊卵巢综合征与一些表观遗传现象有关。值得注意的是，研究发现，胎儿如果暴露于高雄激素环境（如含有高水平雄激素的母亲的血液），其成年后更容易患多囊卵巢综合征，这可能是多囊卵巢综合征具有遗传性的原因之一。

环境因素方面，如果女性接触过含有毒素的产品，如塑料制品、含多氯联苯或其他毒素的制品（详情请参阅第8章），可能加剧激素失衡，甚至诱发下一代患多囊卵巢综合征。

遗传

尽管已经刻意改变饮食习惯，但由于生活方式和激素水平问题，有些女性仍然比其他人更容易患程度较重的多囊卵巢综合征。而且越来越多的证据表明，多囊卵巢综合征是一种遗传性疾病。

社会情感

虽然听起来不太寻常，但社会情感因素确实是多囊卵巢综合征的一大诱因。单凭社会情感因素不足以使多囊卵巢综合征患者由一种表型转为另一种表型。但有充分证据表明，压力和情绪健康（详情请参阅第4章）可对多囊卵巢综合征的严重程度造成影响。多囊卵巢综合征患者的皮质醇水平通常高于正常值，而较高的皮质醇水平会引发多种激素失衡。

社会因素（如文化和家庭饮食风格，以及社会对锻炼的态度）可影响女性的生活与饮食习惯，从而影响多囊卵巢综合征的发病率。例如，一些地域（如东南亚和拉丁美洲）的饮食以碳水化合物为主，这种饮食结构容易引发典型的多囊卵巢综合征。

总结说明

了解你属于多囊卵巢综合征的哪种表型并不是最重要的，因为归根结底，我们希望自己更加健康、更加幸福，生殖系统功能更正常。同时获得光洁的皮肤，维持激素平衡。

根据我的经验，并基于你的实际情况，逐步执行我制订的多囊卵巢综合征治疗方案，可以帮你由重度多囊卵巢综合征转为轻度，甚至使症状完全消失，并降低其他疾病的发病风险。所以，如果你尚未做妇科超声检查，不确定自己是哪种表型的多囊卵巢综合征，也没关系，继续阅读本书，下文各章节将为你提供更多相关信息。

　　与10年前相比，你的多囊卵巢综合征症状可能已大不相同，而5年之后又会有所不同。因此，我希望你不要将多囊卵巢综合征看作一成不变的疾病，因为它是动态变化的，会随着女性年龄的增长对身体产生各种影响。

　　我会将每位多囊卵巢综合征患者视为独立个体，确保每位患者都能得到应有的细致照顾。在本书中，我将对你的独特体征进行甄别，帮你扭转多囊卵巢综合征病情。现在，让我们从第一步开始吧。

第2章 第一步: 消除炎症

幸福与生活强度无关，而在于平衡、秩序、节奏以及和谐。

——托马斯·默顿

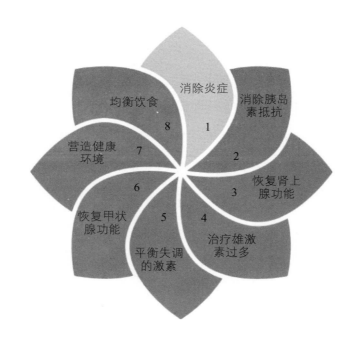

爱莎刚过33岁，由于难以受孕而去就诊，被确诊为多囊卵巢综合征。而在确诊之前，她与多囊卵巢综合征之间的斗争似乎从来没有停止过。爱莎的月经周期一直不规律，还受严重的多毛症困扰。虽然她和朋友们实施了相同的饮食和锻炼，但她却无法像她们一样取得明显效果。她还曾尝试服用避孕药调理月经，结果药物引发了剧烈的偏头痛。除了多囊卵巢综合征带来的折磨外，爱莎还在生完第一个孩子后患上了一种名为"桥本甲状腺炎"的自身免疫性疾病，这使她深感疲惫，无法正常工作，情绪变得喜怒无常，还饱受失眠和头痛的折磨，月经也一直不规律。这一切是如何出现的呢？

炎症到底是什么

炎症是引发多囊卵巢综合征的一个重要因素。越来越多的证据表明，慢性轻度炎症并不像人们之前认为的那样，是多囊卵巢综合征产生的副作用。相反，炎症是引发多囊卵巢综合征的主要因素。人体产生炎症是有目的的，因为炎症反应是激活人体免疫细胞分泌免疫物质（产生抗体）消灭外来入侵者（如病毒或细菌）的过程。换句话说，炎症实际上是人体自我保护的一种手段。在某些情况下，炎症是有益的，但人体内不能长期存在炎症。

抗体会对入侵者进行攻击，也会对人体自身组织和器官造成损害。体内的慢性炎症可对激素水平产生影响，也会影响卵子质量和肠道健康，甚至引发抑郁和焦虑。多囊卵巢综合征患者必须首先解决炎症这一关键问题，才有可能彻底治愈多囊卵巢综合征。

细胞因子

炎症的发生过程通过免疫细胞分泌特殊化学物质进行调节，这些化学物质被称为细胞因子。常见的细胞因子有肿瘤坏死因子 α（TNF-α）、白细胞介素 -6（IL-6）、白细胞介素 -8（IL-8）、干扰素 γ（IFN-γ）等，细胞因子在大多数情况下是有益的。例如，当病毒入侵时，免疫细胞会产生细胞因子，向免疫系统发出信号，告诉它们一场战斗即将打响。

然而，患多囊卵巢综合征时，人体内这些细胞因子的分泌量处于较低水平，这就会产生各种症状，因为炎症可以直接作用于卵巢，使其产生睾酮；[1]作用于脂肪细胞，则引发胰岛素抵抗。[2]这种现象被称为慢性轻度炎症，是多囊卵巢综合征患者普遍具有的一个表征。

脂毒性

最新研究发现，多囊卵巢综合征与以下两个因素相关：人体脂肪细胞的行为方式异常、脂肪酸在体内的代谢方式异常。从某种程度上说，脂肪细胞擅长储存人体摄入的多余能量。当过多的能量存入脂肪细胞时，细胞会将游离脂肪酸释放到人体循环系统中。

人体循环系统中的其他细胞没有储存脂肪酸的能力，因此多余的脂肪酸会滞留在血液中，这种现象十分危险，因为脂肪酸会导致组织和器官损伤，包括肝脏、肾脏、心脏、胰腺等。

另外，脂肪组织的微循环较差，因此脂肪细胞经常死亡，尤其是在脂肪组织的内部区域。脂肪组织越多，这种情况出现得越多，这就是所谓的脂肪坏死。随着细胞的死亡，免疫系统开始清除这些细胞，但在此过程中，免疫系统会不断释放细胞因子，从而使脂肪组织出现慢性轻度炎症，称为脂毒性（如图2-1所示）。[3]

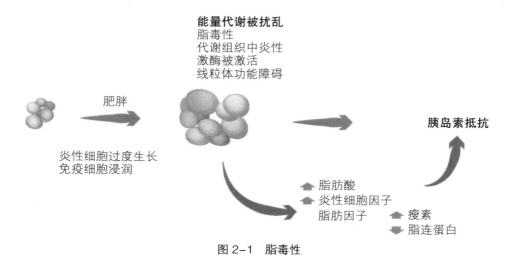

能量代谢被扰乱
脂毒性
代谢组织中炎性
激酶被激活
线粒体功能障碍

肥胖

胰岛素抵抗

炎性细胞过度生长
免疫细胞浸润

⬆ 脂肪酸
⬆ 炎性细胞因子
脂肪因子 ⬆ 瘦素
⬇ 脂连蛋白

图2-1 脂毒性

无论多囊卵巢综合征患者是胖还是瘦，其体内游离脂肪酸的水平都较高。当脂毒性发生在对胰岛素敏感的人体组织中时，便会产生胰岛素抵抗。

事实上，现有研究认为，脂毒性可能是使人体组织产生胰岛素抵抗的主要原因。长期以来，人们已经了解有炎症（如类风湿关节炎）的人更容易患2型糖尿病，因为炎症会加剧胰岛素抵抗，因此任何多囊卵巢综合征治疗方案都必须首先解决炎症问题。

2012年，弗兰克·冈萨雷斯进行的一项研究表明，脂毒性和游离脂肪酸会使多囊卵巢综合征患者的卵巢分泌雄激素（参见图2-2）。脂毒性造成损害的原因之一是处理这些脂肪酸的方法有限，许多排毒途径只依赖于抗氧化剂消除体内的有害自由基。如果我们能找到更多处理方法，就可以处理更多的游离脂肪酸，从而减少其对胰岛素分泌的影响。

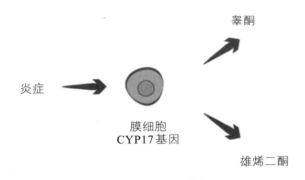

图 2-2　炎症与雄激素

炎症与自身免疫的区别

相较于健康人群，多囊卵巢综合征患者更容易患自身免疫性疾病。当人体的免疫细胞产生针对自身组织的抗体时，就会发生自身免疫。免疫系统通常产生抗体适应环境的改变，为了防止出现自身免疫，免疫系统会产生一些细胞负责抑制针对自身组织产生的抗体。

然而，当你患上自身免疫性疾病时，上述过程便不再受抑制。于是免疫系统会像攻击细菌或病毒一样攻击人体自身组织。自身免疫性疾病发病时会产生很多炎症。被自身免疫反应激活的免疫细胞会产生许多细胞因子，如核因子κB（NF-κB）、TNF-α和IL-6，这些也是使多囊卵巢综合征患者体内产生炎症的物质。而在真正的自身免疫性疾病中，通常还会有一种名为白细胞介素-17（IL-17）的细胞因子在起作用。

如果不加以控制，这些细胞因子会对人体造成极大伤害。通常情况下，人体的免疫系统处于一种对环境极度敏感且时刻准备做出反应的状态——激活免疫系统抵御感染并在必要时"关闭"过度活跃的反应。但在多囊卵巢综合征中，这一模式被打乱，出现了上文所称的慢性轻度炎症状态。那么，我们应该怎么做呢？

炎症检测

你可以通过一系列检测确定体内炎症水平。炎症检测指标包括超敏C反应蛋白和红细胞沉降率，这是炎症的两种非特异性标志物，可以提示体内存在炎症，但无法揭示原因。

超敏C反应蛋白

超敏C反应蛋白是炎症的一般标志物，常用来评估心血管疾病风险。我经常发现多囊卵巢综合征患者的超敏C反应蛋白水平升高，超敏C反应蛋白水平越高，说明炎症反应越强烈。但如果你在检测时恰好得了感冒或存在其他炎症，超敏C反应蛋白水平也可能升高，因此建议你在健康状态下进行超敏C反应蛋白检测。

红细胞沉降率

红细胞沉降率检测相对简单，用于检测一般炎症，尤其有助于检测与自身免疫性疾病相关的炎症。但在感染或其他炎症状态下，红细胞沉降率的检测值也会升高，所以红细胞沉降率检测也应在健康状态下进行。虽然超敏C反应蛋白和红细胞沉降率检测不能揭示炎症的原因，但这些价格低廉的检测有助于发现并跟踪炎症。

自身免疫性疾病检测

自身免疫性疾病可通过一系列手段进行检测，但这并非本书的重点。在此我仅将自身免疫性疾病患者常见的阳性抗体（包括甲状腺抗体、抗核抗体和乳糜泻相关抗体）列出。

甲状腺球蛋白抗体、甲状腺过氧化物酶抗体

攻击甲状腺的常见抗体包括甲状腺球蛋白抗体和甲状腺过氧化物酶抗体。桥本甲状腺炎是一种常见的自身免疫性疾病，也是甲状腺功能减退的常见原因。因此，在进行自身免疫性疾病筛查时，甲状腺球蛋白抗体和甲状腺过氧化物酶抗体是最可能呈阳性的指标。由于多囊卵巢综合征患者更可能患桥本甲状腺炎，因此对这些指标进行筛查是很有必要的。

抗核抗体

抗核抗体是自身免疫性疾病的主要检测指标之一。多种自身免疫性疾病都可能导致抗核抗体呈阳性，例如系统性红斑狼疮和干燥综合征。但如果未诊断出任何自身免疫性疾病而抗核抗体的水平仍然很高，则表明检测对象未来可能患某种自身免疫性疾病，应尽快找专业医生就诊。

乳糜泻

虽然乳糜泻的最佳检测手段是通过小肠活体组织检查判断小肠绒毛是否破损，但血液检测并非没有价值，因为若血液检测呈阴性可排除乳糜泻。而无论是小肠活体组织检查还是血液检测，如果其结果呈阳性，则证明你

可能摄入了麸质。

有些先进的实验室还可提供功能性免疫检测，可以化验常见的炎症指标，如TNF-α、IFN-γ、IL-6、IL-17等。

炎症该如何治疗

如果检测结果表明你体内存在炎症，可以尝试常规方法和自然疗法，本书会同时介绍这两种方法，以便你有一个更全面的了解。

常规方法

在常规医学治疗方案中，多囊卵巢综合征患者通常服用二甲双胍或其他胰岛素增敏剂治疗炎症，因为胰岛素抵抗能够促进炎症反应，反之亦然。二甲双胍的详细信息请参阅胰岛素抵抗相关章节。

类固醇

自身免疫性疾病患者可以服用免疫抑制类药物类固醇。但由于这些药物会产生各种副作用，对肝脏有害，还会导致体重增加，因此通常只用于较严重的自身免疫性疾病。

新型免疫药物

低剂量的纳曲酮（LDN）是一种新型自身免疫性疾病药物，属于阿片受体拮抗剂。起初用于治疗成瘾。低剂量的纳曲酮药性温和。最新研究发现，低剂量纳曲酮（剂量约为高剂量纳曲酮的1/10）有多种益处，如具有抗炎作用，还能帮助身体产生更多的内啡肽。多囊卵巢综合征患者通常出现激素失衡，而这种失衡可通过平衡内啡肽水平获得改善（详情请参阅第6章）。此外，纳曲酮还能使一种名为小胶质细胞的免疫细胞活动减缓。如果此细胞长时间处于活跃状态，可能在体内引发慢性炎症。纳曲酮还能降低炎症化学物质TNF-α、IL-6以及一般炎症指标（如红细胞沉降率）的水平。

也有研究表明，纳曲酮对多囊卵巢综合征患者有益，原因在于它能减轻炎症。有些多囊卵巢综合征患者对克罗米芬具有耐药性，针对这一特殊人群进行的调查研究发现，纳曲酮能够恢复受试者对克罗米芬的敏感性，并能促进大部分受试者排卵。此外，研究发现，服用纳曲酮的女性，其胰岛素水平出现了下降，促黄体生成素与促卵泡激素的比值得到了改善，睾酮水平也有所降低。

大多数多囊卵巢综合征患者都可以通过改变饮食习惯和生活方式，并服用天然营养补充剂解决炎症问题。现在让我们一起来探索吧！

自然疗法

由于多囊卵巢综合征的核心问题是炎症，因此患者在进行细胞因子检测时，往往会观察到指标的升高。人体内的很多过程都会引发炎症，采用自然疗法消除炎症，就要消除可能引发炎症的所有潜在因素，包括治疗自身免疫性疾病、消除药物不良反应和降低胰岛素抵抗。

胰岛素计数法与抗炎饮食

治疗多囊卵巢综合征的第一步是解决胰岛素问题，因为它能引发更多炎症，从而形成恶性循环。第3章的胰岛素计数法对减轻炎症很有帮助，对于超重的女性更是如此。

另外，第9章中推荐的食谱有抗炎功效，对所有多囊卵巢综合征患者（无论胖瘦）都会有益。这种抗炎饮食不含乳制品和糖，要求尽量摄入真正有机、纯天然的食品。

肠漏与炎症

接下来我们谈谈消化系统健康。人体内的大部分免疫细胞分布于肠道相关淋巴组织（GALT）中，免疫细胞在其中发育并被释放到血液中。肠道可为身体提供严密的屏障，保护血液不受肠道内容物的影响，包括营养物质、部分未消化的食物以及人体可能摄入的各种有毒化学物质等。

然而，如果肠道屏障被破坏，其内部的许多物质就会透过肠壁与免疫细胞接触，发生所谓的"肠漏"，即肠黏膜通透性增加，如图2-3所示。受到这些外来物质的刺激，免疫细胞被激活，进而引发炎症。免疫细胞产生的炎症不仅会破坏身体健康，还会影响其他免疫细胞的发育，导致免疫系统功能失调，并引发自身免疫性疾病。

因此，保持肠道屏障完整性对于抑制炎症十分重要。肠漏产生的炎症可加重多囊卵巢综合征的症状。

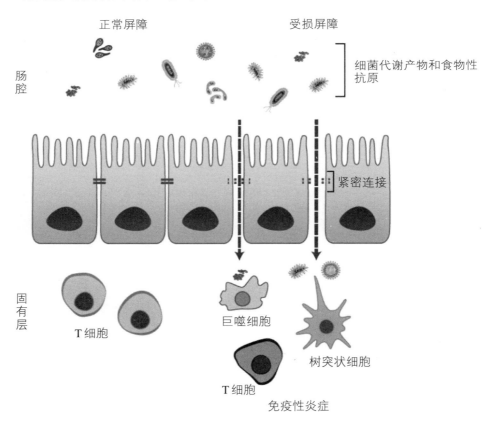

图2-3 肠黏膜通透性示意图

肠漏综合征的症状

肠漏综合征的症状包括腹胀、消化不良、食物过敏、炎性肠病、自身免疫性疾病、营养不良、皮肤发炎、抑郁、焦虑等。事实上，许多体内存在慢性炎症的人都患有肠漏。

肠漏综合征的治疗方法

可以通过一种简单的手段治疗肠漏综合征，即减少或清除饮食中的麸质。肠道细胞接触麸质中含有的麦醇溶蛋白（谷蛋白的主要成分）时，会分泌一种名为紧密连接蛋白的物质，[4]紧密连接蛋白是一种能够打开肠细胞间屏障的化合物。乳糜泻患者摄入麸质会出现自身免疫反应，导致肠道产生大量紧密连接蛋白，使肠道屏障受到严重破坏，与未患乳糜泻的人相比，他们需要更长的时间才能修复。（译者注：肠道粘膜表面层是由上皮细胞构成的边界，这些上皮细胞像"城墙"一样将身体内物质与外部肠腔环境隔离开来。上皮细胞之间的关键成分是称为紧密连接蛋白，像"水泥"一样与上皮细胞一起，构成人体与肠腔之间的物理屏障。这种屏障的破坏对健康或疾病状况有直接影响，因为屏障功能障碍与炎症的发生，以及免疫异常的致病作用相互关联。小麦中的谷蛋白等，可以破坏肠粘膜上的紧密连接蛋白，乳糜泻患者长期进食含有谷蛋白的小麦食物，就会导致肠道粘膜受损伤，紧密连接蛋白进入肠道。）最新研究发现，对麸质敏感的人很多，其肠道内的紧密连接蛋白水平也较高，但他们并未患乳糜泻。[5]所以你要密切关注自己的身体，尤其注意摄入麸质后的反应。

食物过敏可加重肠漏，常见的致敏食物包括乳制品、小麦、玉米、大豆等，但人有可能对任何物质过敏。尤其是患肠漏综合征之后，更多未消化的食物会进入血液，引发免疫反应，进而导致过敏。

我建议通过抗炎饮食治疗炎症。但如果你对食物存在明显的反应，或者不知道是哪些食物引发了反应，那么可以进行食物过敏检测，或者尝试饮食排除法。

食物敏感检测

大多数食物敏感检测指标包括免疫球蛋白G（IgG）。IgG是一类特殊的抗体，在肠漏综合征患者体内水平较高。但这种敏感检测也被人诟病，因为导致该指标升高的因素并非只有食物敏感，当免疫系统直接暴露于敏感食物面前时，也会出现类似反应。因此，肠漏综合征患者接受IgG检测通常会出现指标过高。但很多人发现这种检测很有帮助，因为他们根据检测结果禁食了某些食物后，取得了良好的效果。出现严重过敏和自身免疫性疾病者可进行IgA、IgG检测，蛋白质热变性检测等。

饮食排除法

在我看来，饮食排除法是评估食物耐受性的有效方法，对患自身免疫性疾病合并多囊卵巢综合征的患者尤其有效。虽然饮食排除法实施起来较为困难，但它确实能以较高的性价比找出你对哪种食物敏感。但人体对食物的反应会随时间而变化，过去某种使你头疼不已的食物，经过一段时间后可能不会再给你带来困扰。在所有判断食物耐受性的饮食方案中，我最推崇的是自身免疫原始饮食法（AIP方法）。

AIP方法主要针对一些常见的致敏食物，包括谷物、乳制品、糖、坚果和部分蔬菜（如土豆、番茄和茄子）等。排除这些食物一段时间（通常为4周）后，需要再次小心地将它们添加回来，每次一种，同时记录自己对该食物的反应。如果你对该食物不再产生任何反应，则可以放心食用了。除饮食排除法之外，还有不少对肠道有益的饮食法，包括特殊碳水化合物饮食法（SCD）和肠道与心理综合征饮食法（GAPS），这些饮食法颇受肠道问题严重者的欢迎。

服用补充剂消除炎症

下文将为你推荐我钟爱的一些抗炎补充剂，帮你消除常见炎症。

白藜芦醇

白藜芦醇是我非常喜欢的适用于多囊卵巢综合征患者的抗炎补充剂之一。研究表明，白藜芦醇能减少细胞因子TNF-α和IL-6的分泌量，降低NF-κB通路活性。[6]购买时请选择反式白藜芦醇，因为它对健康更有益。反式白藜芦醇的推荐剂量为100~250 mg/d。

ω-3脂肪酸

鱼油和亚麻籽油中含有ω-3脂肪酸。多囊卵巢综合征患者摄入ω-3脂肪酸有多种好处，因为ω-3脂肪酸，尤其是二十碳五烯酸（EPA）具有抗炎作用，能够减少大多数炎症指标（如TNF-α、IL-6和IL-17）的水平。[7]我更建议食用鱼油，因为鱼油中直接含有EPA，抗炎效果更佳。亚麻籽油中含有的则是α-亚麻酸（ALA，一种ω-3脂肪酸），人体须将其转化为EPA后方能利用，而EPA在体内的转化量极其有限。

我一般建议多囊卵巢综合征患者每日摄入1000 mg EPA。需要注意的是，1000 mg的EPA并不等于1000 mg的ω-3脂肪酸，服用前一定要仔细阅读说明书。ω-3脂肪酸的抗炎作用与其摄入量有关。此外，ω-3脂肪酸还能提高脂联素水平。高质量ω-3脂肪酸的来源请参阅营养相关章节。

生物类黄酮——葡萄籽提取物、松树皮提取物和绿茶提取物

我们来认识一下生物类黄酮。实际上，生物类黄酮是地球上已知对抗有害炎性化学物质的最佳天然武器，它能够降低NF-κB水平，平复过度活跃的免疫反应。[8]生物类黄酮还可以减少辅助性T细胞（TH1）产生的细

胞因子，如TNF-α。[9]绿茶提取物表没食子儿茶素没食子酸酯（EGCG）和葡萄籽提取物能够有效增加调节性T细胞（Treg）的数量，而Treg正是许多自身免疫性疾病患者体内缺乏的物质。[10]Treg有助于平复和抑制过度活跃的免疫反应。为增加这些天然抗炎武器的摄入量，我建议你在饮食中加入富含生物类黄酮的食物，如深色浆果和绿茶。炎症问题严重的女性可以服用更为有效的补充剂。此外，生物类黄酮也能提高脂联素水平。

葡萄籽提取物、EGCG或碧萝芷（松树皮提取物）的推荐剂量为50~200 mg/d。

全身酶

全身酶（systemic enzyme）是一种安全有效的抗炎补充剂，通常提取自水果，如菠萝和木瓜（菠萝蛋白酶和木瓜蛋白酶），还有些全身酶是从蚕体内提取的。全身酶最好空腹服用，假如随餐服用，则会参与食物分解，而非进入血液消除炎症。全身酶能够降低干扰素水平，增加调节性细胞因子，稳定免疫系统。[11]鉴于全身酶还具有轻微稀释血液的作用，因此必须在医生指导下与其他血液稀释剂混合使用。但对于更易出现血栓的多囊卵巢综合征患者来说，全身酶的血液稀释作用反而是一种有益功效。

全身酶的推荐剂量因不同的酶组合而异，但必须空腹服用才能发挥最大功效。

谷胱甘肽和N-乙酰半胱氨酸

谷胱甘肽是细胞内的主要抗氧化剂，它在细胞内"巡逻"，抑制有害自由基。因此，对于受严重炎症困扰的女性来说，充足的谷胱甘肽能够为其细胞提供保护。

炎症可引发细胞损伤，进而产生胰岛素抵抗。而N-乙酰半胱氨酸（NAC）等抗炎营养补充剂能够保护细胞免受炎症损害，减轻胰岛素抵抗，因此抗炎营养补充剂对多囊卵巢综合征患者是有益的。[12]

经证实，NAC是谷胱甘肽的前体，口服NAC可以使细胞内的谷胱甘肽水平增加。多项研究表明，NAC对多囊卵巢综合征有益，能够促进排卵，降低雄激素水平，且其抗氧化功能可减轻胰岛素抵抗。对于多囊卵巢综合征患者来说，NAC的推荐剂量为每次600 mg，每日3次。

其他形式的谷胱甘肽由于口服吸收率不高，未被用作补充剂的主要成分，直到最近几年，才研制出N-乙酰谷胱甘肽和谷胱甘肽脂质体两种口服吸收较好的产品。初步研究表明，这两种物质均能进入细胞，提高谷胱甘肽水平。

姜黄素

姜黄素是一种从广受欢迎的金色香料——姜黄中提取的强效抗炎补充剂，但研究发现，姜黄素具有避孕效果，因此不适用于正在备孕的女性。[13]但对于其他人群，姜黄素已被证实具有多种抗炎作用。[14,15]

姜黄素的推荐补充剂量为50~500 mg/d。由于姜黄粉无法提供充足的营养，因此不要将其作为姜黄素补充剂。未加工的姜黄不利于吸收，而且其中仅含3%的姜黄素，与研究中使用的姜黄素含量相差甚远。因此，最好选用下列易吸收的姜黄素：姜黄素与胡椒碱混合物、纳米姜黄素、姜黄素磷脂酰胆碱复合物或水溶性姜黄素。

维生素D

维生素D是多囊卵巢综合征患者必需的营养素，也是非常重要的营养物质。因为服用一定剂量的维生素D能够起到抗炎作用。研究发现，维生素D可以降低TNF-α和IL-6水平，从而对抗由多囊卵巢综合征引发的炎症。有趣的是，许多自身免疫性疾病都与维生素D缺乏有关，原因可能是维生素D对调节性T细胞的形成至关重要。调节性T细胞是免疫系统的"镇静剂"，可抑制过度活跃的免疫反应。我一般建议患者先做血清维生素D水平检测，再根据具体需求进行补充。对于因客观条件无法接受检测的女性，推荐的安全剂量为每日3000 IU。

肠道修复

患自身免疫性疾病或存在消化问题（如腹胀、消化不良或反流）者可通过补充营养物质修复肠道，最大限度地减轻身体的炎症负担。这些营养物质包括益生菌、消化酶、左旋谷氨酰胺、N–乙酰氨基葡萄糖、锌等。

益生菌

益生菌在肠道健康研究中常被提及，有充分证据表明益生菌对人体有益。患者可根据病情选择适用的益生菌，建议选购含有优质菌株的益生菌，其中应至少包含乳酸菌和双歧杆菌。研究表明，对于自身免疫性疾病患者，有些益生菌（如鼠李糖乳杆菌、婴儿双歧杆菌和植物乳杆菌）具有抗炎作用。[16]此外，肠道菌群对新陈代谢也会产生重要影响。

消化酶

如果你在进食后感到腹胀或出现胀气，表明你可能难以消化摄入的食物。消化过程需要充足的酶提供支持，用于食物分解。消化不良的人可服用广谱消化酶（植物性酶或动物胰酶均可），帮助消化系统分解食物。

左旋谷氨酰胺

左旋谷氨酰胺是一种常见的氨基酸，也是肠道的首选营养物质。左旋谷氨酰胺可促进肠漏综合征患者的肠道细胞再生，帮助患者尽快康复。此外，左旋谷氨酰胺还能保护肠道细胞免受损害，降低肠漏综合征的发病率，同时起到屏障作用，防止细菌和其他刺激物侵入。左旋谷氨酰胺的推荐剂量为5~10 g/d。

N–乙酰氨基葡萄糖

N–乙酰氨基葡萄糖是一种强效营养补充剂，具有缓解消化道刺激作用。还能帮助肠道细胞产生糖蛋白保护层，避免其受外界刺激。N–乙酰氨基葡萄糖的推荐剂量为500~6000 mg/d，具体剂量视肠道炎症严重程度而定。

锌

锌是保持肠道健康的重要营养物质。[17]锌可直接降低肠漏综合征的发病率，加快细胞的新陈代谢。锌的抗炎作用包括预防过敏、避免刺激物对肠道造成损害。锌的推荐剂量为5~30 mg/d。如需更大剂量，则需要与铜（锌铜重量的比例一般为15：2）搭配服用，以避免身体因过量补锌而缺铜。

第3章 第二步：消除胰岛素抵抗

森林中最强壮的树不是被保护得最严密的那棵，而是直面狂风、暴雨和烈日，被迫为生存而斗争的那棵。

——拿破仑·希尔

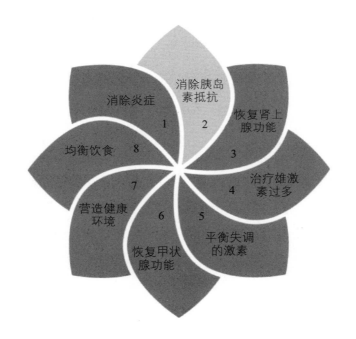

爱丽丝一直与自己的体重做斗争。自孩提时代开始，爱丽丝的腰部就比朋友们的粗一些。到了青春期，她的体重更是一路上升，体重的增加主要集中于腹部，而朋友们则集中于臀部和大腿。

此外，爱丽丝还为自己嗜吃碳水化合物而苦恼不已。她特别喜欢吃面包、意大利面、甜食和巧克力。而在两餐之间，爱丽丝会感到虚弱，靠吃零食勉强维持体力。后来，她注意到自己的后颈皮肤褶皱中出现了深色、绒毛状色素沉着和皮赘。30岁时，爱丽丝开始在饭后感到头晕等不适。问题到底出在哪里呢？虽然爱丽丝坚信自己可以减掉一些体重，但她多年来尝试的那些节食法总是仅在开始时有效，后来体重总是反弹，甚至增加了更多。

25岁那年，爱丽丝被确诊为多囊卵巢综合征，医生反复提醒她应该减肥，但现实是她想尽办法也不能像其他人一样轻松减肥。

和许多其他多囊卵巢综合征患者一样，爱丽丝也存在胰岛素抵抗。胰岛素抵抗是影响多囊卵巢综合征的重要因素之一，也是患者终生需要应对的问题。

人体摄入的淀粉类碳水化合物最终会被分解为葡萄糖，然后进入血液，引起血糖水平的升高。高血糖不利于人体健康，因此我们需要一种特殊的机制来控制血糖，这种机制便是胰岛素作用机制。在发现血糖水平升高后，胰腺便开始分泌胰岛素，胰岛素再将葡萄糖转运至细胞内。

胰岛素敏感性

你可能已经注意到，血糖的调节依赖于人体细胞对胰岛素的敏感性，即细胞能否灵敏地识别胰岛素并对其做出反应，从血液中吸收额外的葡萄糖进行储存，使血糖保持在最佳水平。因此，为了严格控制血糖水平，细胞需要读懂胰岛素发出的信号。

众所周知，高血糖与各种慢性疾病都存在关系。高血糖会损伤人的肝脏、胰腺、大脑、心脏和眼睛，还会引发炎症。

在学习更多胰岛素抵抗相关的知识之前，我们先来了解新陈代谢的主要参与者，即人体每时每刻都在发生的能量调节。

糖原

在胰岛素的帮助下，细胞吸收血液中的葡萄糖，并将其作为能量储存起来，以备日后使用。葡萄糖主要以糖原的形式储存于肝脏和肌肉中。如果人体需要能量，糖原可随时在肝脏中转化为葡萄糖。

储存于肝脏中的糖原通常在人运动或空腹（如睡觉）时派上用场。事实上，我们可以将糖原比作随用随取的"油箱"。

肝脏充满糖原后，如果人体再摄入更多的碳水化合物，就没有多余的存储空间了。此时，身体需要另一种途径储存多余的能量：肝脏吸收多余的葡萄糖，并将其转化为一种特殊类型的脂肪——甘油三酯。

鉴于甘油三酯的增加会导致血液中的游离脂肪酸水平偏高，因此我们认为高甘油三酯对人体有害。事实上，高甘油三酯对心血管健康甚至整体健康都会造成危害。多囊卵巢综合征患者体内的甘油三酯水平通常较高，这是由于胰岛素抵抗和碳水化合物过度存储。

瘦素

过去人们认为，脂肪组织大多是不活跃的，只是一种用于储存身体暂时不需要的多余能量的组织。但现在我们知道，脂肪组织是活跃的，它能够分泌不同的物质，对环境做出响应。瘦素是脂肪组织分泌的物质之一。人体储存的脂肪越多，分泌的瘦素就越多。作为对瘦素水平升高的回应，大脑会产生饱足感，同时降低饥饿感。胰岛素与瘦素之间具有相关性：当胰岛素水平较高、体内储存较多的脂肪时，便会产生瘦素。

体内脂肪含量低的人瘦素水平也较低。当大脑收到瘦素水平较低的信号时，就会提示你"需要吃东西了"！理论上说，体重超标的人瘦素水平应该更高，提示大脑"不要再吃东西"，因为身体已经储存了足够的能量。

这一理论听起来十分完美，但在多囊卵巢综合征患者体内，这一工作机制却发生了变化。因为除了胰岛素抵抗之外，多囊卵巢综合征患者也更容易产生瘦素抵抗，如图3-1所示。此时，虽然人体已储存了足够的脂肪，但大脑不再对该信号做出反应。由于存在瘦素抵抗，人的食欲也不会被抑

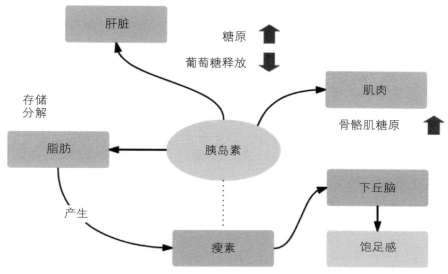

图 3-1　胰岛素抵抗引发瘦素抵抗

制。因此多囊卵巢综合征患者会摄入更多的食物，分泌更多的胰岛素，从而形成恶性循环。

事实上，无论胖瘦，多囊卵巢综合征患者的瘦素分泌量都比正常女性多。[1]过量的瘦素会麻痹大脑，使其完全无视身体的自然饥饿机制。简单来说，人体在产生瘦素抵抗时，大脑会认为你处于饥饿状态，从而指示身体储备更多的脂肪。

瘦素抵抗对大脑产生的作用与瘦素水平较低时产生的作用机制完全相同。由于你没有摄入足够的食物，大脑会收到"体内的脂肪储备不足"的信号。所以，瘦素抵抗会产生饥饿感，让你渴望摄入热量较高或者能较快获取能量的食物，如糖或碳水化合物。

上述过程循环往复。更糟糕的是，瘦素抵抗还会减缓新陈代谢，使身体消耗的能量更少，储备的能量更多。

瘦素抵抗还与下丘脑炎症有关。高水平瘦素还可降低卵泡细胞对促卵泡激素刺激的敏感性。

脂联素

多囊卵巢综合征患者体内的脂联素水平通常较低。和瘦素一样，脂联素也是由脂肪细胞分泌的。但脂联素的分泌机制不同于瘦素，脂联素的分泌机制是：脂肪细胞越少，分泌量越多。事实上，研究发现，内脏（腹部）脂肪较多的人，脂联素水平较低，而腹部脂肪较多正是很多多囊卵巢综合征患者的体征。

由于脂联素水平较低，多囊卵巢综合征患者更容易出现炎症反应。脂联素还可增强胰岛素的敏感性，低脂联素水平会引发胰岛素抵抗，并与脂肪肝相关。而脂肪肝在多囊卵巢综合征患者中较为常见。很多实验室都可以对脂联素水平进行检测。研究发现，患多囊卵巢综合征的年轻女性在儿童期脂联素水平较低。事实上，即使是身材苗条的年轻多囊卵巢综合征患者，其脂联素水平低的概率也是正常人的3.2倍。

胰岛素抵抗

对于合并慢性轻度炎症（如果腹部脂肪较多，还会加剧炎症）的多囊卵巢综合征患者，其体内细胞会产生胰岛素抵抗。多囊卵巢综合征患者比其他人更容易产生胰岛素抵抗，原因主要包括遗传因素及炎症的加剧。

在进食之后，胰岛素抵抗者体内的细胞不再响应胰岛素发出的信号。于是，过量的葡萄糖滞留在血液中，无法被细胞吸收。在高血糖的刺激下，胰腺会分泌更多的胰岛素，将葡萄糖输送至细胞中，从而控制血糖水平。但这会引起血液中胰岛素总体基线值的升高，导致胰岛素与血糖的比例失衡。另外，高胰岛素水平会加重卵巢负担，使其产生睾酮等雄激素，通常还会给身体其他组织带来问题。而胰岛素抵抗引发的氧化应激和炎症会对身体机能造成破坏。

胰岛素抵抗的常见体征包括：腰部脂肪堆积、减肥困难、后颈或腋下皮肤褶皱处有深色绒毛状色素沉着和皮赘。

糖尿病

尽管很多多囊卵巢综合征患者未患糖尿病，但她们患糖尿病的风险较高。随着时间的推移，胰岛素抵抗会使胰腺分泌更多的胰岛素，以控制过高的血糖。高血糖可对人体细胞（尤其是胰腺细胞）造成巨大损害。在高血糖的刺激下，胰岛细胞持续不断地分泌胰岛素，这使胰岛细胞疲惫不堪甚至死亡。研究发现，在多囊卵巢综合征患者中，炎症是导致2型糖尿病的发病原因之一。

胰岛细胞死亡后，胰岛便无法产生控制血糖所需的胰岛素，血糖水平会持续升高并最终引发2型糖尿病。如果你也存在这种风险，请着重阅读下文有关消除胰岛素抵抗的内容。现在你应该已经知道，胰岛素抵抗会对你的身体产生巨大危害。

低血糖

多囊卵巢综合征患者的血糖水平常有波动，这是胰岛素抵抗影响的直接结果。由于胰岛素水平较高，人体时刻都在处理血液中的糖分，但过量处理糖分可导致"血糖崩溃"（低血糖），表现为发抖、饥饿、易怒等。摄入的碳水化合物越多，胰岛素水平越高，血糖下降时就会越难受。研究发现，多囊卵巢综合征患者更容易发生反应性低血糖，即饭后2~5小时血糖水平突然下降。有证据表明，反应性低血糖严重的女性更容易产生胰岛素抵抗。[2]

高胰岛素水平还会抑制一种激素——胰高血糖素的分泌。虽然胰高血糖素（glucagon）和糖原（glycogen）的英语发音相似，但二者的作用并不相同。当血糖水平下降时，胰腺便分泌胰高血糖素，使血糖恢复正常。但胰岛素水平较高时，胰高血糖素便无法发挥作用。

皮质醇

现在我们已经知道，与未患多囊卵巢综合征的女性相比，多囊卵巢综合征患者的皮质醇水平更高，而皮质醇是一种应激激素。

皮质醇在血糖调节方面发挥着关键作用。人体会将血糖水平下降视为一种应激，随后肾上腺开始分泌皮质醇，告诉身体要消耗糖原或脂肪，提高血糖水平。皮质醇能减少细胞从血液中吸收葡萄糖的量，促进肝脏中葡萄糖的释放，从而使血糖水平升高，此时需要更多的胰岛素抑制血糖。高水平皮质醇会加剧胰岛素抵抗，还会使脂肪堆积在腹部区域，扰乱人体新陈代谢。严重的胰岛素抵抗是导致多囊卵巢综合征患者病情恶化的主要因素。如欲了解更多有关皮质醇的知识，请参阅第4章。

雄激素

高水平胰岛素会促使卵巢分泌过多的雄激素。正如前文所述，高雄激素是多囊卵巢综合征的一个核心表征，不仅会阻碍排卵，还会引发多毛症、痤疮和脱发。当血液出现胰岛素抵抗时，卵巢对胰岛素仍然很敏感。在高水平胰岛素的刺激下，卵巢会分泌大量的雄激素。

有趣的是，有些女性患有"隐性"多囊卵巢综合征。当她们的体重增加时，胰岛素水平随之升高，卵巢开始产生雄激素，此时多囊卵巢综合征症状才会显现。而当她们的体重减轻或胰岛素抵抗不严重时，症状又会消失。

胰岛素抵抗检测

只做血糖检测无法判断是否存在胰岛素抵抗。即使存在胰岛素抵抗，你的血糖水平也可能完全正常，这是为什么呢？存在胰岛素抵抗并不等于患糖尿病，有可能在糖尿病发病之前胰岛素抵抗已经存在了很多年。那么，如果通过典型的糖尿病检测无法判断是否存在胰岛素抵抗，又该如何检测呢？下文将为你支招。

空腹胰岛素与葡萄糖比值

空腹10小时后接受胰岛素抵抗指数评估，计算空腹胰岛素与葡萄糖的比值，可将其作为胰岛素抵抗的诊断指标。空腹葡萄糖水平升高是糖尿病的标志，在胰岛素抵抗人群中也很常见。一般将空腹胰岛素水平低于50 pmol/L（7 uIU/mL）和胰岛素抵抗指数低于1.0作为胰岛素抵抗的诊断标准。

胰岛素–葡萄糖耐量试验

胰岛素–葡萄糖耐量试验更为严格，可以在早期检测到胰岛素抵抗。在摄入一定量的葡萄糖2~4小时后，进行胰岛素和葡萄糖耐量试验。即使在胰岛素抵抗早期，你的空腹胰岛素和血糖指标完全正常，依然能够通过该项检测发现胰岛素抵抗。

糖化血红蛋白

这项测试旨在检测你2~3个月内的平均血糖水平。通常情况下，糖化血红蛋白的正常值为5.6%以下；如果值在5.6~6.4%之间，表明你可能处于糖尿病前期；如果值高于6.4%，表明你很可能已患糖尿病。

多囊卵巢综合征患者胰岛素抵抗的治疗

调整饮食习惯和加强锻炼是治疗多囊卵巢综合征患者胰岛素抵抗的有效手段，也是我反复强调的重点。仅仅通过改变饮食习惯和加强锻炼就可以使你的生活大变样。本书列出的所有营养补充剂和药物都无法替代生活方式改变带来的好处。如欲了解更多饮食方面的信息，请参阅第9章，其中有对胰岛素计数法和抗炎营养方案的详细介绍，可帮你恢复正常的胰岛素信号通路。通过改变饮食习惯，我们可以将胰岛素的分泌量控制在正常水平。

胰岛素抵抗与减肥——多囊卵巢综合征患者的不同视角

"如果你能减掉几千克体重，情况肯定会好很多。"这是大部分多囊卵巢综合征患者就诊时经常听到的医生建议。但如果真的有一种简单的方法能使女性轻松"减肥"，她们恐怕早就这么做了。然而减肥并不是那么容易，尤其是在患多囊卵巢综合征的情况下。

一般来说，人的体重受遗传因素、激素等多方面影响。而且童年时的体重、文化氛围及家庭对食物的偏好等，都会对人的体重产生较大影响。

研究发现，如果人的体重长期保持在同一水平，采用节食手段只会在初始阶段使体重下降，但随后会出现反弹（甚至体重进一步增加）。长期肥胖（尤其是自童年开始就肥胖）的人，其新陈代谢模式与长期苗条的人存在很大的不同，而且相比身材苗条者，身材高大者减肥并保持减肥成果的难度要大很多。

在出现胰岛素抵抗后，大脑会产生一个新的"正常"设定值：希望保留脂肪储备。因此，体重每减掉一千克，新陈代谢就会相应减缓，以试图弥补减掉的体重。之后甲状腺激素水平下降，细胞新陈代谢减缓，食欲开始增加，人体开始弥补因减肥而损失的脂肪，增脂效率甚至比之前还要高。当食物不足时，身体会对食物产生强烈渴望，这就是减肥导致体重增加的机制。因此，大多数节食法都会陷入一个体重"下降—反弹"的怪圈，最终对新陈代谢造成较大的破坏。所有的人都无法跳出这一怪圈，患多囊卵巢综合征的女性更是如此。

因此，我认为减肥无助于解决多囊卵巢综合征引发的胰岛素抵抗问题。事实上，尽管研究普遍认为，BMI高是不健康的表现，但在BMI较高的人群中，有相当大的一部分人非常健康，他们的心脏血液代谢状况很好。[3]而且我接触过的许多BMI很高的女性，在实施了适当的营养和锻炼方案后，血液检测结果显示她们十分健康。尽管如此，一些医务人员仍然会对较高的BMI指手画脚，指责她们的生活方式和营养习惯，并告诉她们一定要少吃再少吃。随着人类对健康认识的发展，一些旧有的医学理念也应该与时俱进了。

与限制饮食量不同的是，通过营养结构的改善减轻胰岛素抵抗成效显著。这种方法不仅使大多数出现胰岛素抵抗的女性成功减肥，而且促进了其新陈代谢。采取健康饮食、加强锻炼等措施后，你的体重最终可能下降到理想的BMI水平，也可能不会。就算体重没有下降也没关系，因为任何体形的人都有可能达到最佳健康水平。

在营养良好的基础上保持体重健康和稳定，比通过节食带来的体重反复不定要好得多。因此，让女性尝试那些弊大于利、最终导致体重增加的节食法是没有意义的。

除此之外，节食还可能导致暴饮暴食或其他类型的饮食失调，这一点在多囊卵巢综合征患者身上表现得更为明显。节食还会使人的饥饿感和饱足感成为摆设，甚至破坏大脑与激素之间的良好关系。

运动

运动能够直接降低胰岛素抵抗，这是帮助多囊卵巢综合征患者消除炎症的重要手段。对于腹部脂肪堆积的女性来说，加强锻炼是绝对有益的。

你无须大量运动即可实现目标。研究发现，每周进行75分钟有一定强度的运动，如慢跑、高强度间歇运动或快速游泳，可以有效增强多囊卵巢综合征患者的代谢能力。[4]

我建议以每周运动75分钟为起点，之后逐渐增加。运动可以改善多囊卵巢综合征患者的身体状况，如炎症和胰岛素抵抗。更重要的是，运动能够增强人的自信心，改善情绪。许多多囊卵巢综合征患者因该病的症状而痛苦不已。如果你也希望从运动中获益，建议找一位了解多囊卵巢综合征和胰岛素抵抗相关知识的私人教练，在其指导下进行。

胰岛素抵抗的常规治疗手段

二甲双胍

二甲双胍是治疗多囊卵巢综合征患者胰岛素抵抗的常用药物。由于应用广泛，二甲双胍甚至被一些人称为"维生素M"。虽然我并不否认它的确帮助了很多女性，但不应被滥用。本书的目标是让你体内的激素发挥作用，从而无须服用强效药物即可改善身体机能。在胰岛素、瘦素和葡萄糖信号通路正常的前提下，大多数女性无须依赖任何药物即可消除胰岛素抵抗。

二甲双胍是多囊卵巢综合征患者的常用药，无论患者身材胖瘦，通常都会要求服用二甲双胍。而且备孕的女性往往需要将二甲双胍与生育类药物搭配服用。但对于相当一部分身材苗条的女性而言，二甲双胍几乎没有什么效果。由于二甲双胍主要用于消除胰岛素抵抗，出现这种结果在意料之中。根据我的临床经验，身材苗条的多囊卵巢综合征患者的胰岛素抵抗比较轻微，所以二甲双胍对她们几乎无效。

二甲双胍的作用机制是影响线粒体的活动，而线粒体相当于细胞的发动机。这一作用机制在肝脏中尤为明显，二甲双胍能减少肝脏细胞的葡萄糖释放进入血液，从而降低脂毒性，促进人体组织对葡萄糖的利用。二甲双胍可以在不降低血糖的情况下降低空腹胰岛素水平。

二甲双胍可恢复肠道菌群，促进新陈代谢。使用二甲双胍治疗后，肠道细菌可产生更多抗炎产物，如丁酸盐等短链脂肪酸——这些产物有助于改善新陈代谢功能。[5]

令人遗憾的是，二甲双胍具有长期副作用。很大比例的女性服用后都会出现副作用，包括恶心、腹泻、呕吐、腹胀等，甚至让不少女性到了无法忍受的地步。研究发现，与安慰剂组相比，二甲双胍可使腹部不适症状的发生率提高4倍。为减少副作用，通常需要逐步增加剂量，二甲双胍的推荐剂量为500~2000 mg/d。

二甲双胍带来的一个罕见而严重的并发症是乳酸性酸中毒，致死率高达50%。此外，二甲双胍还会阻碍人体对维生素B_{12}的吸收。因此，所有服用这种药物的女性都需要加服1000 μg甲钴胺（活性维生素B_{12}）。

研究发现，除了对线粒体产生影响外，二甲双胍还会影响一碳代谢（或称甲基化）。[6]一碳代谢是DNA修复和细胞分裂过程中极为重要的反应，可在一定程度上抑制肿瘤细胞的生长，所以二甲双胍也可用于癌症治疗。但一碳代谢对于妊娠也很重要，因为细胞在此期间生长速度较快。

因此，一些研究人员担心二甲双胍可能会对胎儿产生长期不良影响，对于未患胰岛素抵抗的女性也是如此，其带来的风险可能大于益处。

几项短期研究表明，二甲双胍可降低多囊卵巢综合征患者的流产率和妊娠糖尿病的发病率，而且不会增大重大出生缺陷的概率。遗憾的是，目前尚无妊娠期服用二甲双胍对胎儿造成影响的长期研究结果，因此二甲双胍在妊娠期的安全性尚不明确。

消除胰岛素抵抗的天然药物

肌醇

肌醇是备受关注的适用于多囊卵巢综合征的补充剂之一，它主要有两种形式：肌肉肌醇（Myo-肌醇）和D-手性肌醇。Myo-肌醇是一种糖醇，它是B族维生素的旁支；D-手性肌醇则是Myo-肌醇的手性异构体。简单地说，二者形状相似。就像人的两只手，只有把它们叠放时才会发现它们的区别（如图3-2所示）。

此外，两种形式的肌醇都可以增强胰岛素敏感性，使多囊卵巢综合征患者的激素水平恢复正常并促进排卵。事实上，胰岛素的某些作用是由

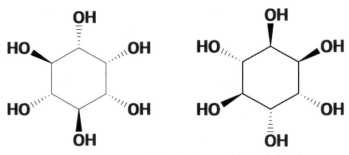

图 3-2　Myo- 肌醇（左）和 D- 手性肌醇（右）

肌醇介导的。研究人员发现，多囊卵巢综合征患者可能在参与胰岛素抵抗的肌醇与胰岛素信号通路方面存在缺陷。因此，肌醇被归为胰岛素增敏剂，是多囊卵巢综合征的常用自然疗法之一。[7]Myo- 肌醇的推荐剂量为 2000~4000 mg/d。

D- 手性肌醇

D- 手性肌醇（DCI）也是一种肌醇。研究发现，多囊卵巢综合征患者的 DCI 分泌量是正常女性的 7 倍。而且分泌的 DCI 越多，胰岛素抵抗越严重。[8]研究认为，DCI 分泌过多可能是"多囊卵巢综合征型"胰岛素抵抗的核心表现。与 Myo- 肌醇相比，DCI 在食物中并不常见。DCI 的推荐剂量为 100~600 mg/d。更多有关生育能力和肌醇的信息，请参阅附录 A。

切记不要过量服用 DCI。适量的 DCI 可以帮助胰岛素抵抗型多囊卵巢综合征患者提高卵子和胚胎质量。服用肌醇有时会产生轻微的副作用，如便溏和腹部不适，但较为罕见。

小檗碱

小檗碱是治疗多囊卵巢综合征型胰岛素抵抗的有效补充剂之一，也可用于治疗糖尿病。小檗碱是一种胰岛素增敏剂，其作用机制与二甲双胍相似，功效甚至优于二甲双胍。[9]小檗碱能够发挥与二甲双胍相似的作用，但小檗碱对肠道的副作用远小于二甲双胍。而且小檗碱的有益作用主要针对肠道菌群，因此小檗碱具有良好的抗炎特性。研究证实，小檗碱能够减少许多炎症介质的水平，如NF-κB和TNF-α。一项针对89名存在胰岛素抵抗的多囊卵巢综合征患者的研究发现，每日摄入3次小檗碱（每次500 mg）可明显改善胰岛素抵抗，[10]其功效甚至比二甲双胍更好。虽然是一种天然产品，但小檗碱与药物具有相同的功效，因此应密切监测其服用情况。此外，小檗碱可与一些药物产生较强的相互作用，如大环内酯类抗生素。因此，建议患者在医生或自然疗法医师的指导下服用小檗碱。如果服用得当，小檗碱能比二甲双胍更有效地消除胰岛素抵抗，且副作用小，还能带来其他益处，如降低总胆固醇、低密度脂蛋白胆固醇、甘油三酯、糖化血红蛋白和炎症指标水平。

白藜芦醇

白藜芦醇是常见于葡萄皮中的一种化合物，对多囊卵巢综合征和胰岛素抵抗均有疗效。多项针对动物的研究表明，白藜芦醇可以抑制卵巢卵泡膜细胞的过度增殖，后者也是体内产生过多雄激素的原因之一。[11]但另一项研究发现，白藜芦醇的功效不如锻炼。该研究再次证明，在消除胰岛素抵抗方面，任何补充剂都不能与调整饮食或加强锻炼带来的效果相媲美。[12]如前文所述，白藜芦醇具有抗炎作用，有助于调节脂毒性，保护人体组织免受损害。在前文中我们说过，每日服用100~250 mg的反式白藜芦醇效果最佳。

葡甘露聚糖

葡甘露聚糖是一种可溶性纤维提取物，质地较粗且具有黏性。它能减缓碳水化合物的吸收，将餐后的胰岛素反应降低50%。[13]葡甘露聚糖还有助于减肥，产生餐后饱腹感。我经常推荐患者服用葡甘露聚糖。由于服用葡甘露聚糖后纤维摄入量增加，可能出现便溏或腹胀，患者通常需要适应几天时间。对于想要抑制食欲、改善胰岛素敏感性的多囊卵巢综合征患者而言，服用葡甘露聚糖是一种安全的治疗手段。葡甘露聚糖的剂量为每次1~2.5 g，用一大杯水送服。

葡萄籽提取物

与白藜芦醇类似，葡萄籽提取物也是一种抗炎补充剂，具有增强胰岛素敏感性的功效。[14]葡萄籽提取物可降低脂毒性，对血液中葡萄糖的调节产生长期的积极作用，从而减轻胰岛素抵抗。葡萄籽提取物的推荐剂量为50~100 mg/d。

维生素D

我不想夸大维生素D的重要性，但它对多囊卵巢综合征患者的健康确实至关重要。维生素D水平低与胰岛素抵抗直接相关，因此你需要始终将维生素D维持在最佳水平。

铬

铬是一种矿物质，缺铬的人更容易产生胰岛素抵抗，因此可在检测确认缺铬后补充服用。最好服用吡啶甲酸铬或酵母铬，一般剂量为200~400 μg/d。

硒

最新研究发现，每日补充200 μg硒对多囊卵巢综合征患者有益，因为硒能减轻胰岛素抵抗，降低甘油三酯水平。[15]值得注意的是，也有研究人员发现，硒摄入过多会导致铬流失，因此硒应与铬搭配服用。优质复合维生素补充剂中一般都含有足量的硒和铬。

α-硫辛酸

α-硫辛酸是一种特殊的抗氧化剂，已证实其可增强胰岛素敏感性。

与胰岛素一样，α-硫辛酸能够促进葡萄糖的吸收与代谢。α-硫辛酸能够改善谷胱甘肽水平，增强细胞功能，还会对大脑产生影响。α-硫辛酸还能抑制腺苷酸活化蛋白激酶（AMPK）的作用，而AMPK是二甲双胍主要作用的酶之一。这种作用机制旨在告诉大脑，血液中已有足量的葡萄糖，从而使大脑发出停止进食的信号。因此，α-硫辛酸有助于减肥和改善胰岛素抵抗。研究发现，女性每日摄入600 mg α-硫辛酸，可以增强胰岛素敏感性并促进排卵。[16]

肉桂

肉桂是一种很受欢迎的补充剂，每日摄入1.5 g肉桂可改善多囊卵巢综合征患者的月经周期，对胰岛素敏感性也具有明显的改善效果。[17]此外，肉桂可以影响胰岛素敏感性和脂肪细胞中基因的表达。

胡芦巴

胡芦巴是一种种子，经研究证实可用于治疗多囊卵巢综合征患者的胰岛素抵抗。实验证实，胡芦巴对一些患者具有降血糖和抗氧化作用，且能够在一定程度上降低脂毒性，减少胰岛素抵抗。研究表明，多囊卵巢综合征患者每日服用1.5 g胡芦巴，可改善卵巢的多囊样改变症状。[18]

第4章 第三步：恢复肾上腺功能

人人都应享有"逃避的一天"：在这一天里，不会因遇到困难而烦忧，不必为解决困难而劳神。我们每个人都需要这么一天，将自己从平日无法摆脱的繁忙中解脱出来。

——玛雅·安吉洛

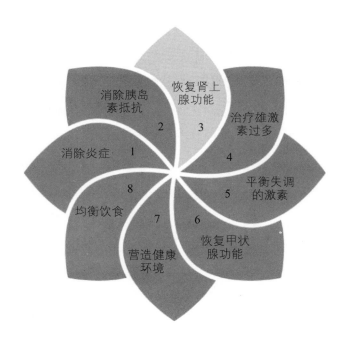

　　吉玛是一名律师，在多伦多的卑街工作。对于律师而言，这里是工作节奏最快、竞争最激烈的地方。她通常每天工作14~16小时，经常熬到深夜，睡眠时间少得惊人，这种繁重的工作日复一日。吉玛还患有多囊卵巢综合征。

　　虽然她在很小的时候就被诊断为多囊卵巢综合征，但她对这种病知之甚少。除了月经有些不规律及长痤疮之外，多囊卵巢综合征似乎并没有给她带来太大困扰。但吉玛的压力实在太大了，她因此焦虑不堪，时常晚上惊醒，脑中想的都是自己处理的案件。白天吉玛经常感到疲劳，下午更是难熬，因为她的血糖水平会急剧下降。她会吃一些零食增加能量，比如一块巧克力或松饼。吉玛身材苗条，她从不控制糖的摄入量。尽管这些糖能暂时帮她恢复体能，但她的血糖水平会再次骤降。事务所的其他律师似乎都未遇到过吉玛这样的精力问题，当然也不像她这样焦虑。那么是多囊卵巢综合征导致吉玛出现了上述问题吗？

肾上腺

　　肾上腺是位于肾脏上方的两个三角形腺体，可在应激刺激下分泌激素。肾上腺皮质位于肾上腺外层，能够产生类皮质醇和雄激素（如脱氢表雄酮）。事实上，很多雄激素是在肾上腺的复杂通路中产生的。皮质醇在人的一生中都发挥着重要作用，可通过提高血糖水平、抑制免疫系统、促进新陈代谢、抑制骨骼形成等方式，帮助人体应对来自环境的压力。当人体处于应激状态时，皮质醇会"关闭"很多不重要的功能，以保存能量应对某些状况，如逃避捕食者的追击。

　　与身体的其他激素一样，皮质醇的分泌也由大脑的下丘脑控制。在遇到来自环境的压力时，下丘脑会分泌促肾上腺皮质激素释放激素（CRH）。接着，CRH向脑垂体发出信号，使其产生另一种激素——促肾上腺皮质激素（ACTH）。ACTH可直接作用于肾上腺，使其产生皮质醇和脱氢表雄酮，后者正是许多多囊卵巢综合征患者体内水平过高的激素，如图4-1和图4-2所示。

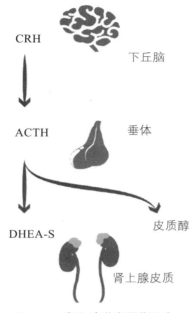

图4-1 肾上腺激素调节通路

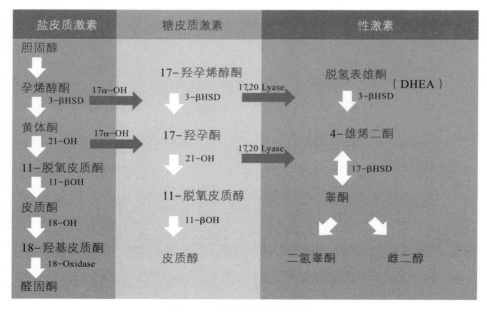

图4-2 肾上腺激素的产生

肾上腺与雄激素

有些患者体内过多的雄激素是由卵巢分泌的，而有些患者的是由肾上腺分泌的。下一章会详细介绍雄激素过多的问题。研究发现，相比卵巢性雄激素过多患者，肾上腺性雄激素过多患者患代谢性疾病或心血管疾病的风险更小。[1]造成这种现象的原因之一是，肾上腺分泌的脱氢表雄酮是一种具有抗衰老和抗炎作用的激素，这是肾上腺性雄激素过多带来的好处。另一个因素是，肾上腺性雄激素过多的女性胰岛素抵抗往往更轻微，因为脱氢表雄酮与较低的胰岛素水平相关。而卵巢分泌较多的雄激素是胰岛素抵抗的信号。

但肾上腺性雄激素过多并非好事，因为它会导致女性激素紊乱，同时引发多毛症、痤疮、脱发和排卵停止。大约50%多囊卵巢综合征患者体内的大量雄激素源自肾上腺。

在胚胎期，人的肾上腺和卵巢实际上由相似的组织发育而来。因此，这两种器官中的酶相似，这也是许多多囊卵巢综合征患者的肾上腺也会分泌大量雄激素的原因，而雄激素通常主要是由卵巢分泌的。研究人员仍在努力研究其中的机制，但肾上腺产生的雄激素似乎可以导致卵巢分泌更多的雄激素，反之亦然。这样就形成了一个恶性循环。

如何确定你的肾上腺雄激素水平过高

由于硫酸脱氢表雄酮（DHEA-S）只由肾上腺分泌，因此女性可以通过检测DHEA-S水平确定肾上腺雄激素水平是否过高。人体内的DHEA-S水平一般在年轻时较高，随着年龄的增长而下降。因此，你需要根据自己的年龄确定DHEA-S指标（如图4-3所示），而不要只关注指标的参考范围。如果看不懂检测结果，可以请一位经验丰富的医务人员为你解读。如果结果高于平均水平，说明你可能存在肾上腺雄激素水平过高问题。

另一种确定肾上腺雄激素水平是否过高的方法是计算睾酮和DHEA-S的比值。通常情况下，如果该比值大于4.4，说明你可能属于"肾上腺性"高雄激素多囊卵巢综合征患者。但即使该比值不超过4.4，而你的DHEA-S水平高于你所在年龄段的平均值，那么肾上腺雄激素仍然存在问题，说明你体内有大量的雄激素来自肾上腺而非卵巢。

研究发现，肾上腺活动较早的年轻女孩患多囊卵巢综合征的风险较大。随着女孩的发育，其体内第一次发生的变化就包括"肾上腺激活"（肾上腺功能初现），时间甚至在青春期开始之前。肾上腺功能初现的标志是肾上腺开始分泌脱氢表雄酮，从而促进阴毛和体毛生长。体毛生长较早的女孩患多囊卵巢综合征的风险较大，因为她们的肾上腺活动开始较早，而肾上腺功能初现的时间较早与之后的肾上腺雄激素过多有关。

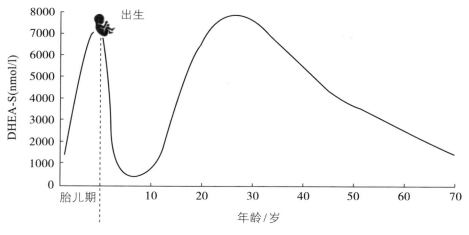

图 4-3　DHEA-S 水平随年龄变化图

肾上腺分泌更多雄激素的原因

压力是产生DHEA等肾上腺雄激素的主要刺激因素。脑垂体在应激环境下可分泌一种名为促肾上腺皮质激素（ACTH）的激素，ACTH能使肾上腺产生更多的DHEA，而过量的DHEA通过肾上腺转化为雄激素。

因此，应激对肾上腺雄激素过多的女性来说是不利的，这也是为什么肾上腺雄激素过多的女性采用压力缓解疗法往往更有效。

多囊卵巢综合征与皮质醇

皮质醇是肾上腺分泌的另一种主要激素，且与多囊卵巢综合征患者密切相关。如前文所述，皮质醇是人体内的主要应激激素。相比正常女性，多囊卵巢综合征患者会分泌更多的皮质醇。随着时间的推移，多囊卵巢综合征患者在承受较大压力时，其肾上腺产生的皮质醇会高于正常水平，从而对肾上腺本身产生持续的刺激。

有趣的是，研究发现，身材苗条的多囊卵巢综合征患者会比身材同样苗条的健康人群分泌更多的皮质醇。[2]这项发现十分重要，因为超重人群通常也会产生更多的皮质醇。因此，在排除体重因素的前提下，这项只针对身材苗条女性进行的研究，验证了多囊卵巢综合征可导致皮质醇水平的差异。多囊卵巢综合征确实会导致皮质醇增加，而超重是多囊卵巢综合征患者的一个常见体征，它会进一步提高皮质醇水平。因此，许多多囊卵巢综合征患者在皮质醇水平方面会遭受压力过大和体重超标的双重打击。

确切地说，应激引发的生理问题比应激本身更严重，所以我们必须找到管理应激的方法。

皮质醇与黄体酮

我们在第6章中会讲到，黄体酮是多囊卵巢综合征患者普遍缺乏的激素。由于排卵不规律或根本不排卵，多囊卵巢综合征患者能用以维持排卵周期的黄体酮较少。

皮质醇是由孕烯醇酮（也是黄体酮的前体）在肾上腺中产生的。当下丘脑-垂体-肾上腺轴受到刺激时，皮质醇水平升高，激素的分泌量会急剧增加，其中肾上腺雄激素的增幅尤为明显。之后，DHEA将这些激素转化为睾酮，如图4-4所示。

但如果长时间处于应激环境下，且皮质醇长期维持在高水平的话，人的总体激素分泌量便会下降。这时你会发现，皮质醇和其他激素的分泌能力开始降低，雌性激素（如雌激素和黄体酮）水平的下降尤为明显。这种现象与瘦素的减少有一定关系，该机制通常称为"下丘脑性闭经"。我注意到，一些多囊卵巢综合征患者在高度紧张、体重迅速减轻、剧烈运动（尤其是身材苗条的女性）或停止服用避孕药时会出现下丘脑性闭经。因此，应激会使多囊卵巢综合征患者的许多激素问题进一步恶化。

皮质醇与其他激素

当皮质醇水平较高时，会影响其他激素的作用。这是因为高水平皮质醇会导致许多性激素和甲状腺激素的工作机制异常。皮质醇水平升高不仅会降低细胞对雌激素、黄体酮和甲状腺激素的利用效率，还会抑制无活性甲状腺激素T4向活性甲状腺激素T3转化。我们会在第7章探讨恢复甲状腺功能的方案。

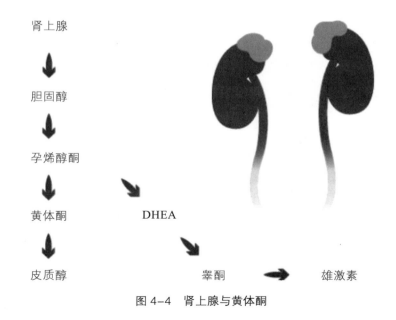

图 4-4　肾上腺与黄体酮

多囊卵巢综合征合并甲状腺功能障碍较为常见，甲状腺功能障碍确实会加重多囊卵巢综合征。高皮质醇水平还会降低细胞对甲状腺激素的敏感性。从根本上说，应激会使所有激素以低效的方式工作。

肾上腺疲劳与肾上腺过度活跃

了解肾上腺在一天中的工作方式非常重要。皮质醇帮助我们在早上醒来，起床时皮质醇水平会升高，赋予我们能量，让我们有精力开始新的一天。之后，皮质醇水平开始下降，在晚上达到最低点（如图4-5所示）。任何一种应激，包括精神紧张、低血糖等，都可导致皮质醇水平的升高。

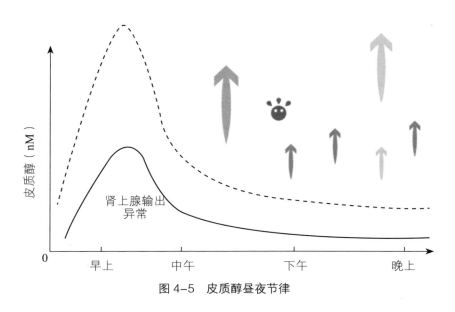

图4-5　皮质醇昼夜节律

以下现象都可能表明肾上腺过度活跃导致了皮质醇水平的升高：

· 腰围增加

· 焦虑

· 失眠

· 免疫系统功能受抑制

·疲惫感

·易怒

·血糖水平升高

·胰岛素抵抗

你可能听说过"肾上腺疲劳"这个词，它表示在巨大压力（包括身体和精神）下，久而久之，皮质醇分泌开始减少，肾上腺最终无法满足身体对皮质醇的需求。对于肾上腺疲劳的人来说，其皮质醇曲线通常是不正常的，因为他们的皮质醇水平低于正常值。

肾上腺疲劳的症状包括：

·疲劳

·抑郁

·午后精力不济

·自身免疫性疾病

·嗜盐

·晚上感觉更好

·头晕

·低血压

·尿频

·性欲低下

·低血糖

另外，一些多囊卵巢综合征患者的皮质醇水平每天出现峰值的时间可能有变化。多囊卵巢综合征患者可能在不同时段出现肾上腺疲劳或肾上腺功能过度活跃，或高皮质醇与低皮质醇水平交替出现。所以，女性应接受唾液皮质醇检测，明确其肾上腺功能异常的类型。

皮质醇与血糖调节

我们已经知道，胰岛素抵抗是多囊卵巢综合征患者通常遇到的问题。更糟糕的是，高皮质醇水平会使胰岛素抵抗严重。遇到应激事件时，人体内的皮质醇水平升高，胰岛素抵抗会在2~6小时内出现，并持续16小时以上。[3] 应激会使你的代谢情况恶化。我们知道，胰岛素抵抗会造成排卵延迟，导致雄激素分泌过多，增加脂肪储备，而这些因素对多囊卵巢综合征患者都不利。重要的是，有些多囊卵巢综合征患者存在肾上腺疲劳。虽然肾上腺疲劳通常与低血糖有关，但多囊卵巢综合征患者还可能因代谢问题产生胰岛素抵抗。

多囊卵巢综合征、焦虑与抑郁

多囊卵巢综合征患者往往伴随心理问题，如焦虑、抑郁。如今这两种症状在多囊卵巢综合征患者中已经相当普遍，这是有原因的。多囊卵巢综合征及其引发的多毛、痤疮、体重增加、不孕、月经不调等症状会给人带来压力。毫无疑问，多囊卵巢综合征患者通常还会遭受心理煎熬。焦虑和抑郁也与皮质醇水平的变化有关。

此外，情绪障碍与高雄激素水平有关。[4] 即使是多囊卵巢综合征常见的轻度炎症，也与抑郁等情绪障碍相关。总体而言，多囊卵巢综合征患者普遍患有抑郁和焦虑症。

最近，研究人员对涉及5000多名女性的28项研究进行综述发现，与对照组相比，多囊卵巢综合征患者受情绪困扰的程度较高。[5] 该研究还发现，患肥胖症和多毛症的女性尤其易患抑郁和焦虑症。但分析显示，这些因素并不能完全解释多囊卵巢综合征与情绪障碍的关系。该研究表明，无论是身材苗条、生育能力正常的女性，还是被认定为"身材肥胖、患不孕症"的女性，都可能患抑郁症。研究人员据此猜测，应该还有另外的因素在起作用，而且该因素并非通常认定的压力因素，可能是炎症或睾酮水平。

无论如何，既然已经确定这些因素可能带来风险，我们就要及时调整生活方式，避免压力给自己带来困扰。

由本章内容可知，下丘脑-垂体-肾上腺轴对于应激和情绪变化非常敏感。当大脑感知到应激时，皮质醇等激素水平会不断发生变化。同时，大脑也会对皮质醇等激素的变化做出反应。因此，想要保持体内激素平衡，多囊卵巢综合征患者尤其需要缓解压力、稳定情绪。

肾上腺疾病的治疗方法

我们可以通过不同的方式改善肾上腺健康，包括改变生活方式和进行营养干预。找到造成应激的潜在原因（如睡眠障碍，情绪应激源，家庭、工作压力增加等）至关重要。

肾上腺雄激素

肾上腺雄激素过剩与雄激素过多的治疗方法十分类似。另外，我们知道，应激会使肾上腺产生更多的DHEA，因此提高促肾上腺皮质激素（ACTH）水平可为应激治疗带来直接帮助。

鱼油

研究表明，鱼油中所含的 ω-3 脂肪酸能够明显降低肾上腺应激反应。[6]此外，多项研究发现，鱼油中的 ω-3 脂肪酸可以改善情绪，缓解焦虑症和抑郁症。鱼油的推荐剂量为1000~3000 mg/d。

茶氨酸

茶氨酸是一种存在于茶叶中的氨基酸，广泛用于镇静，以及提高大脑灵敏性。在一项最新研究中，研究人员将小鼠置于应激环境中，观察其肾上腺的变化情况。结果显示，小鼠的肾上腺会在应激环境中增大。[7]但摄入茶氨酸能够有效抑制肾上腺细胞的过度生长，并使血液中ACTH的水平恢复正常。左旋茶氨酸的推荐剂量为200~1000 mg/d。

磷脂酰丝氨酸

磷脂酰丝氨酸是细胞的重要组分，它有助于细胞间的信号传递。作为一种补充剂，磷脂酰丝氨酸可降低应激对肾上腺的影响。研究发现，每日摄入200 mg复合磷脂酰丝氨酸或磷脂酸，能使长期处于应激环境患者的ACTH和皮质醇水平恢复正常。[8]另一项研究表明，每日摄入800 mg的磷脂酰丝氨酸，可减少应激引发的下丘脑-垂体-肾上腺轴的激活。[9]

甘草

光果甘草，通常简称为甘草，是一种常用的肾上腺草药补充剂。甘草可延缓肾上腺激素在体内的分解，对患肾上腺疲劳的女性有帮助。此外，2004年开展的一项试验发现，连续一个月每日服用3.5 g甘草制剂（甘草酸含量为7.6%），可以明显降低健康女性患者体内的睾酮水平。[10]该研究认为，甘草可抑制促进雄激素分泌的关键酶的活性，降低雄激素水平。需要注意的是，服用甘草会使血压升高，因此甘草不适用于高血压女性。甘草一般与其他草药配伍，详细信息请参阅第5章。

丹参

丹参，又称紫参，是一种常用中药。从丹参根中可分离出一种名为隐丹参酮的物质。研究表明，该物质对肾上腺雄激素过多的女性有益。在一项针对动物的实验中，研究人员通过注射DHEA使大鼠患多囊卵巢综合征，而丹参治疗组的大鼠月经周期获得明显改善，其肾上腺雄激素通路下调明显。[11]丹参还能改善睾酮、促黄体生成素、性激素结合蛋白和空腹胰岛素水平，并能减轻卵巢的多囊样表现。丹参的推荐剂量为200~1000 mg/d。

牡荆

研究表明，高水平催乳素与ACTH、17-羟孕酮、皮质醇和DHEA-S的水平升高有关。因此，如果你怀疑自己催乳素水平较高，牡荆是一种能帮你改善肾上腺功能的理想植物。降低催乳素水平实际上是减少肾上腺分泌的雄激素。此外，众所周知，牡荆具有改善情绪的功效，已证实牡荆能够有效改善易怒、抑郁和焦虑情绪。

贯叶连翘

贯叶连翘也称圣约翰草，是备受关注的治疗轻中度抑郁症的天然药物之一。研究发现，贯叶连翘可抑制应激引发的血浆ACTH和皮质醇水平升高。因此，它可能对多囊卵巢综合征合并抑郁或焦虑等情绪障碍的女性大有裨益。但贯叶连翘会与很多药物产生相互作用，因此应谨慎服用。另外，贯叶连翘还能增强皮肤对阳光的敏感性。[12]贯叶连翘的推荐剂量为每次300 mg，每日3次。

红景天

红景天俗称金根，是一种开花植物，通常生长于北半球，如北极、斯堪的纳维亚半岛和其他北半球国家的高海拔地区，具有抗抑郁和改善疲劳的功效。草药界一般将红景天视为一种适应原。

红景天中含有很多活性成分。据悉，这些成分主要通过调节下丘脑-垂体-肾上腺轴，以及控制应激反应的激素（如皮质醇）起作用。红景天的主要活性成分为红景天苷，研究发现，该成分可降低大脑中促肾上腺皮质激素释放激素的表达，明显降低皮质醇水平，调节下丘脑-垂体-肾上腺轴。最新资料显示，红景天能够改善大脑中不同应激蛋白的功能，补充人在应激状态下的能量损失。因此，对于易受应激影响的多囊卵巢综合征患者而言，红景天是一种有益的草药。

红景天还可改善情绪，对抑郁症患者有帮助。[13]在对患多囊卵巢综合征合并严重肾上腺问题和抑郁症的女性进行治疗时，红景天是我推荐使用的草药之一，一般剂量为50~600 mg/d。

圣罗勒

圣罗勒是一种芳香植物，原产于东南亚，在印度医学中应用广泛。虽然圣罗勒是罗勒的"近亲"，但两者属于完全不同的植物。圣罗勒可降低肾上腺皮质醇水平，并能控制血糖，对应激水平较高的多囊卵巢综合征患者具有疗效。但需要注意的是，如果你正在备孕，你与伴侣都应避免服用圣罗勒，因为它含有一种避孕剂——熊果酸。圣罗勒的推荐剂量为每次100~500 mg，每日2次。

维生素C

维生素C又称抗坏血酸，是对肾上腺功能至关重要的一种维生素。在应激环境下服用维生素C可以最大限度地减少皮质醇的分泌，还可以缓解炎症。因此，维生素C对多囊卵巢综合征患者有益。维生素C的推荐剂量为1000 mg/d。

褪黑激素

褪黑激素可有效缓解多囊卵巢综合征患者的睡眠问题。研究发现，缺乏促睡眠激素的人服用褪黑激素能够减少ACTH对肾上腺的刺激。褪黑激素的推荐剂量为1.5~3 mg/d，睡前服用。

刺五加

刺五加又称西伯利亚参，是一种广受欢迎的适应原，能够提高人的精力，减少压力对大脑的影响。刺五加可调节下丘脑-垂体-肾上腺轴，改善人在压力环境下的表现。对于身体易疲劳且日常生活中压力较大的女性而言，刺五加是一种理想的草药，一般剂量为300~4000 mg/d。

五味子

五味子是一种传统中药，具有抗应激效果，已有数千年药用史。五味子具有镇静作用，这一点已被2007年发表的一项研究证实。该研究发现，五味子能够有效保护动物，避免应激引发的皮质醇水平升高。[14]此外，五味子对因压力导致失眠的人也有帮助，一般剂量为500~2000 mg/d。

Myo-肌醇

除了对排卵问题和胰岛素抵抗具有明显疗效外，Myo-肌醇的另一个作用是减轻压力。Myo-肌醇尤其是高剂量Myo-肌醇还能缓解焦虑。因此，Myo-肌醇是一种优异的二合一营养补充剂，其剂量可参阅第3章和附录A。

镁

镁是一种必需营养素，能够为神经系统等功能的运行提供支持。在产生胰岛素抵抗的人群中，镁的含量一直很低。镁具有镇静作用，能够缓解压力。多项研究证实，在与其他维生素或草药搭配服用时，镁可以缓解焦虑症状。研究发现，睡前是补充镁的最佳时机，因为它能促进睡眠。[15]镁的常见形式为柠檬酸镁或甘氨酸镁，一般剂量为200~600 mg/d。

复合维生素B

已有充分证据表明，复合维生素B对缓解压力至关重要。维生素B_5又称泛酸，是产生辅酶A的必需物质，缺乏维生素B_5可影响肾上腺功能。研究表明，向人体注射应激激素可以降低叶酸和维生素B_{12}水平。因此，如果患者压力较大，上述维生素是必不可少的。

维生素B_6能够调节激素水平，改善经前期综合征，提高黄体酮水平。而激素问题、经前期综合征和黄体酮水平低下都是多囊卵巢综合征患者经常遇到的问题。因此，如果你患有多囊卵巢综合征且压力较大，服用复合维生素B是一个不错的选择。

虫草

虫草是一种菌，长期用于改善人体免疫力和整体应激状况。多项研究表明，虫草对于动物和人都具有增强耐力和减轻疲劳的功效。对于糖尿病患者和血糖水平较高的人，虫草还能降低血糖水平。因此，对于患多囊卵巢综合征合并皮质醇水平低、精力不济且压力巨大的女性而言，虫草是一种有效的营养补充剂，一般剂量为500~3000 mg/d。

血糖控制

控制血糖对于维持肾上腺健康非常重要。每一次血糖的下降都会伴随皮质醇的上升。因此，稳定血糖是维持肾上腺健康和控制雄激素水平的重要一环，详情请参阅胰岛素抵抗与饮食相关章节。饮食对人的影响远超过体重，而激素平衡与饮食更是颇有渊源。下文提供的方法能够帮助你调节压力水平，使肾上腺处于最佳健康状态。

冥想、正念、瑜伽与祈祷

冥想和祈祷可对人体的应激状况产生有益影响，这一点已被众多研究证实。例如，一项针对27名志愿者的冥想研究发现，他们的日间脑垂体激素（如ACTH）分泌量获得了明显改善。[16]

2015年发表的一项研究对38名多囊卵巢综合征患者实施正念压力管理方案的过程进行了跟踪，[17]结果发现，参与该方案的女性的皮质醇水平以及焦虑、抑郁和压力症状都获得了明显改善。科学文献证实，对于多囊卵巢综合征患者来说，瑜伽、冥想和祈祷等放松方式对缓解抑郁和焦虑症具有重大而有益的作用。[18]

亲密关系和社交友谊

多囊卵巢综合征患者很容易因与正常人存在差异而感到自卑。在他人无法接受的身体部位长毛发，出现痤疮、体重增加以及其他症状，都可能使患者感到自卑和被孤立。但多囊卵巢综合征患者可以与其他病友联系，与支持、理解她们的人交朋友、谈恋爱。如今网上已为多囊卵巢综合征患者建立了众多在线社区，社区成员间可以相互沟通，还能在情感方面得到专家的支持。

自我照顾与自尊

多囊卵巢综合征的症状可以对患者的自尊心及性别认同感产生巨大影响。我从小接受的教育是，女性的价值一定程度上体现在生育能力和女性气质方面。多囊卵巢综合征及高雄激素、胰岛素水平过高等会影响我们的生育能力和女性气质，这很容易使人误认为我们生来就有问题，但事实并非如此。人类古代的生存环境更贴近自然，携带多囊卵巢综合征基因女性群体的不孕症比例似乎并不高。但如今的生活环境中到处充斥着毒素，我们需要为适应新环境做出调整，并不意味着我们存在缺陷或不足。遗憾的是，社会上很多人对此并不了解，使许多多囊卵巢综合征患者因其体态、体形和激素水平差异备受精神煎熬。千万不要认为自己被歧视、不重要、没有存在价值，健康的身体需要自我精心呵护，你需要更好地照顾自己。

记得十几岁时，我长得像个假小子，没有一丝淑女气质。那时我不化妆，不打理发型，也不在意自己的外表。而且我对做这些并不太擅长，认为自己与淑女气质完全不沾边，我的兴趣只在音乐和科学方面。回首往事，我很想与当年的那个小女孩聊一聊，告诉她这些根本不算什么。那时，我的兴趣也与社会普遍认同的同龄女孩的关注点不同，但正是这些兴趣成就了今天的我。

欣赏自己小时候（2岁左右）的照片，或者仅仅在脑海中回想一下自己那时的样子，都会很有帮助。这个小女孩很了不起，就凭她努力来到世界这一点，就应该得到疼爱，她有爱与被爱的权力，也有成长的潜力、创造的潜力，而且这些潜力都是无限的。你仍然是小时候那个自己，这样能帮你找回自身的价值。和孩提时代一样，你现在应该得到同等的爱，你依然拥有巨大的潜力。

多囊卵巢综合征患者体形、体态和性征方面的表现，是人类多样性的一部分。多样性是人类进化的动力，促进我们的认知水平不断进步。考虑到多囊卵巢综合征患者约占女性人口总量的15%，因此从整体上说，患者的独特体征实际上是普遍存在的，患多囊卵巢综合征是一件太自然、太平常的事情。在治疗多囊卵巢综合征时，你一定要善于发现自己拥有的独特天赋和优秀品质。正是由于患了多囊卵巢综合征，你的同情心、力量、专注力、决心、智力、独创精神、适应能力，和其他优秀品质都有所增强了。所以，你可以让这些正能量引领自己，使自己在身体和情感等方面都得到更好的发展。

心理咨询

对于多囊卵巢综合征患者而言，一位好的咨询师、生活教练或心理学家可谓无价之宝。社会可能不认同我们，所以我们需要专家的力量，帮我们发现自身价值，使我们振作起来。因此，找一位出色的心理咨询师或许能够改变我们的思维和处事方式。一项针对12名患多囊卵巢综合征少女的试验发现，接受8次以上的认知行为疗法后，她们的平均体重减轻了11 kg，抑郁症状也有所好转。[19]

我希望本章内容能帮你了解应激激素带来的全身效应。大脑对应激源产生反应后，肾上腺分泌的雄激素增加，扰乱雌激素、黄体酮等激素的平衡。这些激素不仅调节着我们的月经周期，还对大脑、情绪等产生巨大影响。此外，我们应确定应激源和应激激素水平，并通过放松心态、加入病友社区和自我照顾等方式消除它们，最重要的是学会接受现实和自爱，这是治愈多囊卵巢综合征的关键。

第5章　第四步：治疗雄激素过多

孩提时代，我的宝贝女儿手里拿着的是一张地图，而其他女孩拿着的却是手帕。

——罗曼·佩恩，《游荡者》

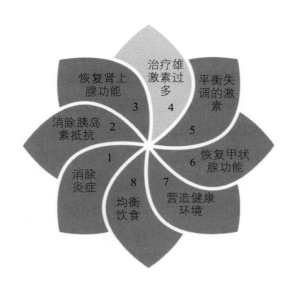

28岁的辛西娅是一名多囊卵巢综合征患者。经过多年的治疗，她的月经处于半规律状态，一般35~40天来一次，但真正困扰她的是伴随多囊卵巢综合征而来的皮肤问题。辛西娅有多毛症，她的下巴和颈部长有粗硬的毛发，这给她带来了很大压力。无论她如何努力，这些毛发总是无法根除，而且数量似乎越来越多。

此外，辛西娅时常长出囊肿性痤疮。尽管她早已过了青春期，但症状并未好转。她还发现自己开始脱发。当辛西娅向医生诉说这些症状时，医生告诉她这明显与多囊卵巢综合征有关。雄激素水平过高是引发这一系列问题的根源。于是，辛西娅开始努力恢复自己的排卵功能，服用一些天然药物对抗雄激素。一段时间之后，她发现雄激素过多引发的症状得到了明显改善。

多囊卵巢综合征相关的雄激素

早在公元前400年，医书中便有关于女性体内雄激素过多的记载。书中介绍，这些女性的下巴和唇部上方长有粗硬的毛发，还伴有痤疮、头发脱落现象。高水平雄激素（睾酮等）是多囊卵巢综合征的重要诊断标准之一。有些权威研究人员甚至认为，高水平雄激素是多囊卵巢综合征诊断的必备标准。

多囊卵巢综合征涉及多种不同的雄激素，包括：

·睾酮：睾酮是常见的雄激素，体内的睾酮约有25%来自肾上腺、25%来自卵巢，其余50%则由血液中的雄烯二酮转化而来；

·脱氢表雄酮：脱氢表雄酮主要由肾上腺产生，少量由卵巢产生。它在一天之中的变化规律与皮质醇类似；

·硫酸脱氢表雄酮：硫酸脱氢表雄酮是育龄妇女血液中含量丰富的激素，主要由肾上腺产生，水平基本不存在早晚波动；

·雄烯二酮：体内的雄烯二酮约有50%由卵巢产生，另外50%由肾上腺产生；

·双氢睾酮：双氢睾酮由睾酮从身体组织中转化而来，它是一种强大的雄激素。

雄激素的产生

少女时代，我们体内的雄激素水平与同龄男孩相似。肾上腺功能初现意味着在青春期之前，肾上腺首次分泌激素。此后女孩开始长出阴毛，并需要储存脂肪，为即将到来的生育做准备。因此，肾上腺功能被激活，会分泌皮质醇，并引发胰岛素抵抗，让身体更容易地储备脂肪。我们已经知道，肾上腺分泌皮质醇的同时，还会分泌硫酸脱氢表雄酮，所以这一时期女孩体内的雄激素占优势。

进入青春期后，女孩开始分泌雌性激素，促黄体生成素开始成为主要的垂体激素。但当女孩形成规律的排卵之后，促卵泡激素开始起主导作用，产生一种重要的雌性激素——雌激素。此后，雌激素和黄体酮一起成为优势激素。

有研究认为，多囊卵巢综合征可能体现为一种与青春期极为相似的激素异常状态。在尚未发育完全的状态下，促黄体生成素、雄激素和胰岛素抵抗占据了优势，而促卵泡激素、雌激素和黄体酮尚未建立起完整的作用机制。[1]如欲对上述激素进行深入了解，请参阅第6章。

进入青春期后，女孩开始第一次排卵，卵巢也开始产生睾酮。当包裹卵子的卵泡开始发育从而为排卵做准备时，会产生不同的支持细胞，主要包含两种激素分泌细胞：分泌雌激素的颗粒细胞和分泌睾酮的卵泡膜细胞。在多囊卵巢综合征患者体内，卵泡膜细胞常常分泌过量的睾酮，甚至这些细胞的数量本身就过多。高水平胰岛素可刺激卵泡膜细胞生长，并分泌过量的睾酮。

雄激素的作用

雄激素是女性健康的重要因素，能够为身体的许多重要功能提供支持，包括改善肌肉质量、维持性欲和调节人体脂肪。雄激素还是维持骨骼、肾脏和肝脏健康以及生育能力的必需激素。

但雄激素过多就是另外一回事了。当这些激素过量时，女性就会呈现"男性化"体征，如像男性一样在常见部位长毛发，出现痤疮、脱发现象。

多毛症

多毛症是使多囊卵巢综合征患者压力最大、耗费精力最多的症状之一。多毛症是指身体特定部位的毛发过度生长，这些部位包括唇部上方、下巴、胸部中间、腹部和背部。身体其他部位也可能出现毛发过度生长的现象，虽然也令人困扰，但不属于多毛症。

多囊卵巢综合征可导致多毛症。据悉，高达82%的毛发生长异常的女性患有多囊卵巢综合征。所以，如果你认识的人出现了多毛症状，应建议她们去做相关检查，以确定是否患了多囊卵巢综合征。

睾酮水平与多毛症

虽然雄激素过多是毛发过度生长的主要原因，但作为雄激素的一种，睾酮水平与毛发生长之间只存在轻微的相关性。事实上，毛发过度生长主要与毛囊本身的敏感性以及一种名为5-α还原酶的特殊酶有关，这种酶可将睾酮转化为更为强效的双氢睾酮。

5-α还原酶具有两种类型：Ⅰ型和Ⅱ型。Ⅰ型存在于皮脂腺（如痤疮）和生殖器皮肤区域，Ⅱ型存在于毛囊中。在高水平睾酮引发疾病（如多囊卵巢综合征）的患者体内，Ⅱ型5-α还原酶的活性增强。

Ⅱ型5-α还原酶活性的增强会使毛囊出现问题，使头发进入休止期，从而造成脱发。进入休止期的头发会在2~4个月内脱落，而多毛症部位的情况完全相反。这些部位的毛囊增大，生长期更长。出现过面部毛发问题的人都知道，这些都不是好现象。

胰岛素抵抗与5-α还原酶

胰岛素能提高5-α还原酶的活性。毛囊敏感性和胰岛素抵抗程度不同，多囊卵巢综合征患者的毛发生长程度也可能存在差异。

发现自己患有多毛症后，应该怎么做呢？许多女性会做雄激素检测。

总睾酮是女性多毛症的检测指标之一，但对于这项检测的准确性我们仍然存疑。虽然有明显的雄激素水平升高迹象，但是大多数多囊卵巢综合征患者的血清总睾酮水平仍在正常范围内。

遗憾的是，血清检测并不能准确检测出女性（相较于男性）较为微量的雄激素。所以，你不必特别关注自己的雄激素水平是否高于参考范围，血液检测结果仅供参考，还是要以具体症状为准。

双氢睾酮可以通过血液进行检测，但与其他雄激素一样，其检测结果仅供参考。所以，如果你患有多毛症，但你的双氢睾酮水平正常，你仍然可以考虑抗雄激素治疗。事实证明，抗雄激素治疗是有效的。

脱氢表雄酮和硫酸脱氢表雄酮是肾上腺性激素。需要注意的是，这些激素水平会随年龄的增长而降低。因此，应根据不同年龄段的参考范围，对血液检验结果进行具体评估。

雄激素源性脱发（女性脱发）

脱发使多囊卵巢综合征患者面临巨大的压力，很多女性甚至会因此而泪流满面地来到我的诊室。多囊卵巢综合征患者的脱发类型多样，有的是全头弥漫性脱发，中间较为严重；有的脱发只出现于发际线上方；有的像男性一样在太阳穴附近出现。多囊卵巢综合征患者脱发的常见表现为发量减少、毛囊减少及被破坏。有半数女性会在一生之中饱受脱发困扰，头发会出现持续性脱落。众所周知，雄激素源性脱发主要是由双氢睾酮对毛囊的影响造成的。

氧化应激对脱发具有重要影响。毛囊在接触双氢睾酮之后会出现氧化应激，氧化应激是导致毛囊被破坏的主要原因。细胞在受到各种化学物质侵害时，就会出现氧化应激。由前文可知，炎症可能导致这些化学物质的产生。

因此，多囊卵巢综合征患者不仅会产生过量的睾酮，还存在过多的炎症，甚至有些患者毛囊中的雄激素受体也会发生基因变异。虽然多囊卵巢综合征可能导致脱发，但并非所有多囊卵巢综合征患者都会脱发。

环境中的不同物质可通过表观遗传调节这些特殊基因。研究发现，患雄激素源性脱发的女性额部头皮毛囊中雄激素受体较多。

在头皮毛囊中，雄激素受体是一种可与双氢睾酮结合的特殊蛋白质。与双氢睾酮结合之后，受体复合体就会变态，将毛囊细胞的DNA结合位点暴露出来，[2]基因表达方式会因此发生改变，导致毛囊中的细胞凋亡，从而导致脱发。

芳香化酶

在雄激素研究中，芳香化酶是一种重要的酶，分布于不同组织（如毛囊）中。芳香化酶可作为多囊卵巢综合征患者的辅助酶，它能将睾酮转化为多囊卵巢综合征患者体内较为缺乏的雌激素。雌激素可对头皮毛囊产生有益作用，而睾酮正好相反。

这在一定程度上解释了为什么女性雄激素源性脱发的程度比男性轻，因为女性体内的芳香化酶活性更强，尤其是在前额发际线处。所以，发际线处的头发几乎不受影响，而发际线附近的头发却脱落了。

催乳素

据悉，催乳素水平过高会导致脱发，因为它能提升脱氢表雄酮水平。鉴于多囊卵巢综合征患者的催乳素水平往往较高，所以如果你有脱发现象，建议你去做催乳素水平检测。

痤疮

痤疮是一种使人厌烦的皮肤病，与多囊卵巢综合征患者体内的雄激素过多有关。我们知道，雄激素是导致痤疮的常见原因之一，高雄激素往往会导致中度到重度痤疮。

5－α还原酶在皮脂腺中将睾酮转化为双氢睾酮，这些雄激素能够使皮脂腺分泌旺盛，而皮脂是粉刺等形成的温床，可导致皮肤细胞异常。随着细菌的累积，皮肤上便出现了丘疹和脓疱。研究发现，高达86%的多囊卵巢综合征患者合并不同程度的痤疮。[3]据悉，皮肤组织内的雄激素和雄激素受体水平（而非血液中的总雄激素水平）是导致痤疮的主要因素。我们经常看到，多囊卵巢综合征患者的下巴或脸颊上长有痤疮，这些部位也通常是多毛部位，表明这些部位皮肤中的雄激素受体水平较高。

多囊卵巢综合征患者通常会出现早发性痤疮，因为她们的肾上腺活动开始较早。但由于多囊卵巢综合征患者的雄激素水平始终较高，因此痤疮也可能在20岁、30岁甚至40岁时出现。事实上，我发现很多女性在青春期之后仍然有痤疮，而多囊卵巢综合征很可能是其主因。此外，常规痤疮治疗手段对多囊卵巢综合征患者的痤疮可能无效，因为她们的痤疮是由激素失衡导致的。即使采用强效药物（如异维A酸），也只会短期有效，一旦激素失衡仍会复发。

化脓性汗腺炎是多囊卵巢综合征患者常见的一种皮肤病。患这种疾病后，患者皮下会出现炎性肿块、化脓，并伴有疼痛。化脓性汗腺炎常见于腋窝、腹股沟和乳房下方等皮肤经常发生摩擦的部位。

雄激素过多的治疗方法

雄激素过多的治疗方法多种多样，从美容疗法到药物治疗，从具有激素活性的天然药物（如薄荷茶和抗雄激素草药）到常用的处方药（如螺内酯），再到各种脱毛方法，不一而足。当然，找准雄激素过多的根源（如炎症、应激、胰岛素抵抗等）并进行治疗，永远是重中之重。

治疗雄激素过多的常规药物

雄激素过多可以选择下列药物进行治疗，也可选用一些副作用较小的自然疗法。

避孕药

在传统医学中，避孕药通常是治疗雄激素过多的首选药物。避孕药是由合成雌激素和抑制排卵的孕激素组成的复方制剂。服用一周避孕药后停用可使女性性激素水平骤降，导致子宫内膜出现月经样出血。避孕药常用于消除高雄激素相关症状，刺激子宫每月出血。但由于多囊卵巢综合征患者的下丘脑–垂体–卵巢轴完全被体内分泌的激素抑制，避孕药无法帮助患者形成正常的排卵周期。

避孕药中的雌激素似乎对高雄激素症状（如痤疮、多毛症、脱发等）具有疗效，但不要冒险服用高雌激素避孕药，这可能大大增加乳腺癌和血栓的患病风险。

大多数女性都知道，激素水平波动会使痤疮更加严重。痤疮通常出现在排卵之前，此时睾酮水平升高；排卵之后，激素水平会继续发生变化。由于避孕药的剂量不随月经周期波动，因此对于许多女性而言，服用避孕药能很大程度上减轻痤疮的症状。

含左炔诺孕酮、18–甲基炔诺酮、依托孕烯和醋酸甲孕酮等避孕药引发的雄性体征最强，容易导致痤疮、脱发和多毛症恶化。去氧孕烯、孕二烯酮和炔诺酮可能引发中等程度的雄性体征。而引发轻微雄性体征的避孕药包括炔诺肟酯和醋酸环丙孕酮。抗雄激素避孕药含有屈螺酮，屈螺酮与螺内酯（一种抗雄激素药物）水平密切相关。

不幸的是，抑制雄性体征效果最好的避孕药带来的血栓风险也是最大的。

研究发现，与其他孕激素相比，屈螺酮会增大女性患高血压、血栓、肝功能障碍甚至糖尿病的风险。2012年，美国食品和药物管理局（FDA）发布的一份安全声明指出，服用含屈螺酮的避孕药更有可能发生血栓。事实上，发表在《英国医学杂志》上的两项研究发现，服用这些药物可使女性患深静脉血栓和肺栓塞的风险增加2~3倍。此外，相比其他避孕药，抗雄激素避孕药含有更多的活性成分，导致服用者的激素总量增加。抗雄激素避孕药可带来较高的心血管疾病风险，所有避孕药都存在血栓的风险。

一项最新研究发现，服用避孕药3个月女性即会出现胰岛素抵抗，且多囊卵巢综合征患者服药后的胰岛素抵抗比未患病女性更加严重。[4]此外，避孕药对多毛症的抑制作用似乎有限，因为超过一半的女性未取得理想效果。

螺内酯

螺内酯是治疗多毛症常用的抗雄激素药物。由于螺内酯能够增加人体的钾含量，因此可以用作保钾利尿剂治疗高血压。这种药物具有多种作用，如阻断雄激素受体和降低睾酮分泌。但正在备孕的女性不可服用螺内酯，因为它能引发一系列副作用，如排卵不规律、月经不调等。值得注意的是，服用螺内酯治疗多毛症可能在6个月之后才会出现效果，因为即使雄激素水平恢复正常，在其后的很长一段时间，毛囊状况依然得不到改善。另外，螺内酯无法降低 $5-\alpha$ 还原酶的活性。服用螺内酯的主要风险是造成高血钾，从而引发严重后果。螺内酯的其他副作用包括嗜睡、头晕、头痛、低血压、胃部不适等。

非那雄胺

非那雄胺是一种治疗男性前列腺肥大的药物，主要通过抑制 $5-\alpha$ 还原酶起效，因此对治疗多毛症和脱发也有效果。但对于已怀孕女性而言，非那雄胺是一种高风险的药物，因为它可导致男性胎儿在妊娠早期生殖器发育异常。因此，非那雄胺很少用于育龄妇女的治疗。

氟他胺

氟他胺是一种新型抗雄激素药物，对多毛症和痤疮都有疗效。但氟他胺可导致严重的肝功能损伤，而且价格极为昂贵。

类固醇

类固醇疗法适用于肾上腺雄激素过多的女性。常见的类固醇药物包括地塞米松和泼尼松等。类固醇能够抑制肾上腺刺激，降低雄激素水平。类固醇药物的副作用是，即使剂量较低也会导致体重增加，因此很多人对类固醇的耐受性不佳。多囊卵巢综合征患者服用类固醇药物将面临棘手的问题，因为体重增加必然使其症状恶化。

治疗雄激素过多的自然疗法

在选用自然疗法治疗雄激素（包括肾上腺雄激素、卵巢雄激素，或两者兼有）过多之前，建议你首先确定自己是否存在该问题。如果你只是肾上腺雄激素过多，而卵巢雄激素未出现异常，那么通过减少应激对肾上腺的刺激即可降低激素水平。

当然，治疗炎症和胰岛素抵抗的措施也会减少雄激素的分泌，但即使解决了那些潜在因素，雄激素过多问题可能仍然存在，因此需要一些更为直接的措施。下文列出的抗雄激素自然疗法对多毛症、痤疮和雄激素源性脱发都有疗效，还适用于肾上腺或卵巢雄激素过多的女性。

甘草

2004年发表的一项名为《甘草可降低健康女性血清睾酮》的研究发现，经过为期一个月的甘草治疗后，女性体内的睾酮水平明显降低。研究认为，甘草可通过阻断与睾酮分泌相关的关键酶发挥其抗雄激素作用。甘草酸的化学结构与类固醇激素相似，具有明显的抗雄激素作用，[5,6]有助于缓解多囊卵巢综合征患者的多毛症、痤疮和雄激素源性脱发。但需要注意的是，甘草可导致血压升高，不适用于高血压人群。

白芍

白芍又称芍药，也是一种常见的抗雄激素药物。在传统中医中，白芍常与甘草按1∶1的比例配伍治疗多囊卵巢综合征。研究发现，白芍甘草组合可以在不改变雄烯二酮和雌二醇分泌量的情况下降低睾酮的分泌量。[7]我在治疗多囊卵巢综合征时经常使用这一组合，因为它们有助于调节月经周期，淡化雄激素导致的男性体征。白芍与甘草组合配方的推荐剂量为每次2 g，每日3次，最大剂量为每次4 g，每日3次。

绿茶

绿茶对患雄激素源性脱发、多毛症或痤疮的女性具有疗效。绿茶中的表没食子儿茶素（最受关注的是表没食子儿茶素没食子酸酯，EGCG）是一种5-α还原酶抑制剂，能够减少双氢睾酮的产生，[8] 而双氢睾酮过多是引发皮肤病的元凶之一。绿茶还有助于提高性激素结合球蛋白（SHBG）的含量，这种蛋白质可以与睾酮结合，防止其附着在细胞受体上，因此对游离睾酮水平较高的患者有益。[9] EGCG的推荐剂量为400~600 mg/d，分多次服用。绿茶还有助于脂肪燃烧，一杯绿茶中约含有50 mg EGCG，通常认为喝绿茶有益健康。

灵芝

除了具有多重保健功效外，灵芝还具有明显的抗雄激素作用。[10] 研究表明，灵芝对 I 型和 II 型5-α还原酶具有抑制作用，[11] 因此可用于治疗多囊卵巢综合征患者的多毛症等皮肤问题。此外，灵芝还会对受睾酮刺激的细胞生长产生抑制作用，表明它可能起到雄激素受体阻滞剂的作用。

灵芝的推荐剂量为1~5 g/d，也可与其他草药配伍小剂量服用。但由于灵芝能够使免疫系统更活跃，如果你患有自身免疫性疾病（如系统性红斑狼疮、桥本甲状腺炎、类风湿关节炎），最好避免服用灵芝。

薄荷茶

多项研究表明，薄荷茶具有抗雄激素功效。[12] 在饮用薄荷茶30天后（每次1杯，每日2次），42名患多囊卵巢综合征合并多毛症的女性体内的游离睾酮水平和总睾酮水平明显降低。[13]

锯棕榈精华

锯棕榈精华（锯叶棕榈浆果提取物）是一种知名的植物性抗雄激素成分，它是一种效能适中的5-α还原酶抑制剂，可用于治疗雄激素源性脱发。[14] 我经常用锯棕榈精华治疗痤疮和多毛症，锯棕榈精华的推荐剂量为150~300 mg/d。

迷迭香

迷迭香叶提取物可作为雄激素源性脱发的外用治疗药物。2013年发表的一项研究显示，迷迭香叶提取物可使雄激素性毛发生长障碍小鼠的毛发再生。迷迭香叶提取物不仅对5-α还原酶的活性抑制率高达82.4%，还能减少双氢睾酮与雄激素受体的结合。[15]对于大部分来就诊的脱发患者，我都推荐她们使用迷迭香，她们的头发一般会在6~8个月内开始再生。

一般可将3~4滴迷迭香精油与基底油（如霍霍巴油）混合，然后轻涂敷于头皮，30分钟后洗头。如果可以，建议每周洗头不超过3次。

褪黑激素

研究发现，褪黑激素能够提高患雄激素源性脱发女性的生发率，对枕部和额部脱发的治疗效果最佳。一项研究发现，外用0.1%的褪黑素溶液能够明显改善脱发状况。[16]正如前文所述，脱发通常与氧化应激有关，因此很可能是褪黑激素的抗氧化特性起到了保护毛囊的作用。

植物雌激素

众所周知，雌激素是一种抗雄激素。多囊卵巢综合征患者体内存在雌激素与睾酮比例的严重失衡。补充雌激素能够使皮肤柔软，减少多毛表现，促进头发再生。有一些植物可以减轻高雄激素的影响。植物雌激素对某些患者的痤疮症状有效，但会使另一些患者的病情加重，因为激素的任何变化都可能会导致痤疮恶化。因此，脱发或多毛症患者可考虑摄入下列含雌激素植物或营养素。

大豆

我一般不建议多囊卵巢综合征患者摄入大豆，因为绝大多数大豆都是转基因产品，而转基因产品对人体健康造成的影响尚不明确。虽然大豆中确实含有多种异黄酮，但我通常会选择其他具有相似特性的有机植物产品。

葛根

葛根含有大量异黄酮，包括葛根素、大豆苷元、大豆苷和染料木素。这些物质较为温和，能够与雌激素受体结合，产生的不良影响极为微弱。异黄酮能作用于细胞内部的信号通路，帮助细胞对激素信号做出反应。但作为一种植物雌激素，葛根可能会加重某些痤疮患者的病情，所以我只建议脱发或多毛症患者服用葛根。葛根的推荐剂量为1~3 g/d，分多次服用。

黑升麻

黑升麻又称总状升麻，含植物雌激素。由附录A可知，黑升麻确乎对多囊卵巢综合征患者有益，可提高促黄体生成素与促卵泡激素的比值，并促进排卵。最新研究表明，黑升麻可以抑制前列腺肿瘤细胞增殖，而前列腺癌是一种性激素依赖性肿瘤。研究还发现，无论其雄激素受体状态如何，黑升麻都能降低前列腺癌的发病率。[17]此外，黑升麻已被证实具有5-α还原酶抑制作用，这表明它对多囊卵巢综合征患者因高雄激素引发的皮肤问题有疗效。[18]

铁

脱发患者还需要考虑血液中铁含量与雄激素源性脱发之间的关系。研究发现，将铁蛋白含量保持在最佳水平能够最大限度地维持头发的生长期。

2002年发表的一项研究表明，在脱发量增多的女性中，95%的人血清铁蛋白指标低于70 mg/L。[19]另一项研究发现，铁蛋白能促进毛发生长，通过补铁将铁蛋白指标从33 mg/L提高到89 mg/L后，进入休止期的头发比例明显减少。此外，如果铁蛋白指标低于40 mg/L，处于休止期的头发比例会明显增加。

铁蛋白是肝脏从食物中吸收铁而产生的。当女性铁摄入水平下降时，肝脏便会停止生产铁蛋白，因为此时铁需要优先供应给在骨髓中发育的红细胞，以帮助其产生血红蛋白。此时，组织（包括毛囊）中的铁蛋白水平会降低。由于缺乏足够的铁蛋白，处于生长期的头发会进入休止期，一旦进入休止期，头发通常会在2~4个月内脱落，因此当前出现的脱发现象是2~4个月前的铁蛋白缺乏导致的。[20]

因此，对于患雄激素源性脱发的女性，我通常建议其补铁，将铁蛋白指标提高到80 mg/L。事实上，铁含量是影响女性脱发的重要因素。铁含量提高以后，头发不再经常处于休止期，脱发现象会逐渐得到改善。但治愈脱发是一个漫长的过程，因为头发脱落部位需要很长时间才能长出新发，但很多尚未脱落的头发可能又进入了休止期。因此，这些头发仍然会脱落。

补铁的一般剂量为 8 mg/d，但如果你缺铁严重，可能需要每日摄入 35 mg 或者更多。

铁的几种易吸收形式包括血红素铁（吸收率为100%）、二甘氨酸铁（吸收率为20%）、柠檬酸铁（吸收率为18%）和羧基铁（吸收率为100%），且耐受性良好。服用血红素铁和羟基铁不容易引发便秘和胃部不适，因为这些铁的吸收率较高，只需少量摄入即可满足需求。

甲状腺激素水平是患多囊卵巢综合征合并脱发的女性应该考虑的另一个因素，因为它也是脱发的罪魁祸首之一。甲状腺激素水平低下会抑制性激素结合球蛋白产生，而性激素结合球蛋白能够与睾酮结合。所以，睾酮少了性激素结合球蛋白的束缚会变得更加猖獗，你的头发便会掉得更多。胰岛素抵抗也会降低性激素结合球蛋白水平，所以，解决胰岛素抵抗这一核心问题，始终是治疗雄激素相关症状的关键。

痤疮外用药物

在传统医学中，外用药物过氧化苯甲酰、外用抗生素和外用维生素 A 制剂（如维 A 酸）的疗效各异。需要再次提醒的是，本章所述症状主要是由体内激素造成的，因此这些外用药物的作用相对有限。但在女性恢复激素平衡的过程中，外用药物也具有一定的作用。

幸运的是，一些高效、天然的外用药物可以控制皮脂积累、抑制细菌，因此也可用来治疗痤疮。内服加外用是治疗痤疮的最佳方式。

水杨酸

从严格意义上说，水杨酸是一种源自柳树皮的天然产品，它能够被分离出来并制成药店货架上常见的各种产品。临床经验表明，水杨酸可以通过疏通毛孔和去除死皮细胞的方式防止皮肤进一步充血、形成粉刺，从而减少痤疮的发作。

茶树油

茶树油是一种天然产品，可以降低女性轻度痤疮的发病率，具有抗菌消炎功效。一般情况下，每日使用2次茶树油，可使患者的痤疮在6周内得到改善。一项针对茶树油和外用抗生素（红霉素）的对比研究发现，茶树油在减少痤疮发作方面具有明显优势。[21] 在抑制痤疮方面，茶树油与5%的氧化苯甲酰具有相同功效。[22]

日本柏树精油

日本柏树精油是一种提取物，具有抗痤疮功效。最新一项针对茶树油和经乳酸杆菌发酵的柏树精油的对比研究显示，两种药物都可产生疗效，但柏树精油的效果更佳。[23] 柏树精油可使炎性和非炎性病变分别降低65%和52.6%，而茶树油只能降低38.2%和23.7%。治疗8周后，日本柏树精油组患者的皮脂溢出率降低了30%。另外，研究人员还使用了其他精油（如迷迭香和薰衣草精油）治疗痤疮。

乙醇酸

乙醇酸是果酸的一种，属于天然有机酸，可以帮助治疗痤疮。对于轻度痤疮来说，这些天然产品有助于杀灭痤疮致病菌，减少黑头粉刺的数量，而黑头粉刺是痤疮的先兆。乙醇酸还能增加皮肤光泽度，清除皮肤表面的死细胞。乙醇酸的浓度为5%~10%，最好先从低浓度开始使用，因为随着浓度的增加，乙醇酸会使皮肤产生灼烧或刺痛感，还会导致脱皮。有时乙醇酸还可作为强效脱皮剂使用，可明显减少痤疮致病菌。

多毛症的美容疗法

由于毛囊经常随时间的推移而逐渐增多，不少女性会尝试各种脱毛方法。为了降低雄激素水平，这些方法最好与自然疗法配合使用。

拔毛、蜜蜡脱毛

拔毛和蜜蜡脱毛是治疗多毛症的常用方法，但效果往往不佳。这种脱毛方法会使多囊卵巢综合征患者更容易患痤疮和毛囊炎，因为毛发被拔掉后，毛囊更容易发炎、堵塞，甚至导致色素沉着或疤痕。但对于能够忍受拔毛或脱毛疼痛的女性而言，这也是一个短期有效的方法。

剃毛

剃毛是应对多毛症的一个好办法，但缺点是每天都要剃，还会给人带来心理负担。被剃掉的毛发通常会很快长出，这对于毛发过于旺盛的女性而言无疑是一种负担。

电解脱毛

电解脱毛是一种有效的脱毛方法，具有永久性，而且总体有效。但电解脱毛在少数情况下会留下疤痕，另外还具有耗时较长、价格昂贵、过程疼痛等缺点。

激光脱毛

激光脱毛是治疗多毛症的常用方法之一，持续时间久，而且极少留下疤痕。激光脱毛的缺点是价格昂贵，而且只适合肤色较浅、毛色较深的女性。对于肤色和毛色同样深的女性，或者毛色金黄、肤色较浅的女性，激光脱毛的效果不佳。简言之，激光脱毛适合皮肤与毛发存在较大色差的女性。

总体而言，雄激素过多是多囊卵巢综合征患者需要解决的核心问题，因为高雄激素会造成排卵延迟，打破月经规律，改变毛发的生长模式，还能诱发痤疮。高雄激素还会使许多女性认为自己缺乏女性气质。希望本章提供的一些方法能够帮你排忧解难，但抗雄激素疗法只有在胰岛素抵抗、炎症和应激得到妥善处理的情况下才能发挥最佳功效。

第6章 第五步：平衡失调的激素

只有在不断变化的生活节奏和进程中我才感到安全。

——露易丝·海

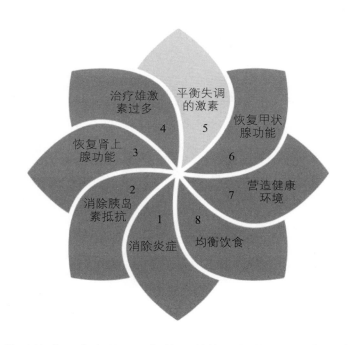

　　26岁的玛德琳一直为月经不规律而苦恼。她的月经一年只来两次，且伴有大量出血和剧痛。所以在经期的头几天里，玛德琳不得不经常请病假，用加热垫暖小腹，一整天都在煎熬中度过。十几岁时，玛德琳便被诊断为多囊卵巢综合征，并开始服用避孕药。25岁那年，在得知避孕药可能带来的风险后，她决定不再服用避孕药。

但遗憾的是，玛德琳在停药之后病情并未好转，她的月经也没有像她希望的那样恢复正常，检测也没有发现排卵迹象。后来，玛德琳来我的门诊寻求帮助，并且希望调节激素水平。为了检查她的脑垂体功能及其与卵巢的连通情况，我为她做了一些检测，发现了问题的所在。于是，我为玛德琳开了一个疗程的草药和天然黄体酮乳膏。如预期的那样，玛德琳的月经周期在2个月后恢复了正常。在随后的8个多月里，她第一次在没有药物干预的情况下持续实现了29天的正常排卵周期。

月经周期相关的激素

人的一生中，激素水平会不断发生复杂变化，这些变化是各种反馈机制、年龄和生命周期共同作用的结果，我们的月经规律也是如此形成的。

鉴于本书的主题是多囊卵巢综合征，因此我们将重点放在卵巢上。卵巢是人体产生雌激素和黄体酮的主要器官，负责女性整体的激素平衡和排卵。

卵巢接收垂体发出的信号，作为回应，卵泡会在卵巢周期内发育。这些卵泡不但包裹卵子，而且分泌体内绝大部分的雌性激素。下丘脑、垂体和卵巢是激素协同工作的三个关键环节，它们通过复杂的反馈回路相互交流，并能根据需要进行调整。

卵巢与卵泡

需要了解的最重要一点是，我们排出的卵子并不是凭空而来的。从原始小卵泡到发育成熟并被排出，卵子要经历约86天的缓慢生长期。这些小卵泡在我们刚出生时就已经存在了，我们一生排出的所有卵子都是如此。

在很多年里，卵泡都处于休眠状态，耐心地等待排卵的机会。当人体进入青春期后，这些卵泡内的某些卵子便开始为排卵做准备。在为期一年的生长期内，卵子周围的卵泡细胞会不断生长、增殖。

在发育期间，卵泡细胞开始增殖并产生激素。卵泡的结构可分为两部分：内部为颗粒细胞，外部为卵泡膜细胞。卵子深埋在卵泡内，位于颗粒细胞的中心。

当卵泡为排卵做准备时，颗粒细胞产生雌激素，卵泡膜细胞则产生睾酮。同一个卵巢周期内会有多个卵泡同时发育，其中质量最好的一颗会被选中并排卵，其余卵泡则会分解。一旦某个特定卵泡被选中，它会在临近排卵时产生大量激素，包括雌激素和少量睾酮。

脑垂体在这一过程中发挥着重要作用。当垂体感知到雌激素水平较低（如经期开始）时，它会向卵巢发送激素信号，以便为排卵做好准备。使卵泡做好排卵准备的激素称为促卵泡激素。

垂体通过促卵泡激素刺激卵巢，助其选择最健康、质量最好的卵泡，而同组发育的其他卵泡则会分解。当被选中的卵泡继续发育时，其中的颗粒细胞会产生雌激素。垂体会将雌激素达到峰值作为一个信号，表明卵泡已经发育成熟，可以排卵了。

作为对高水平雌激素的响应，垂体会在较短时间内分泌促黄体生成素。促黄体生成素可通过排卵试剂盒检测。在促黄体生成素的刺激下，卵泡破裂，卵子完成最终发育并被排出。

排卵后，空卵泡的任务仍未完成。此时卵泡会发生巨大变化，形成一个重要的结构——黄体。黄体发挥着至关重要的作用，它是女性体内黄体酮的主要来源。如果卵子受精，黄体是维持激素平衡和胚胎着床的必需物质。

黄体的寿命约为14天，之后才会分解。在此期间，黄体分泌黄体酮和部分雌激素。黄体是一个独立的结构，需要大量的能量来维持。与卵巢不同的是，黄体无法从垂体得到任何反馈，当其两周的寿命结束后，黄体会直接分解。

由于黄体是由卵泡细胞形成的，因此它能否产生足够的黄体酮，取决于几个月前形成的卵泡质量。卵泡中形成黄体的细胞质量必须过硬，才能在黄体期的最后阶段存活下来并产生激素。

在14天的生命周期结束后，黄体分解，黄体酮和雌激素水平下降，导致子宫内膜在经期脱落。为响应低水平雌激素，垂体会分泌促卵泡激素，使卵巢为下一个周期内生成另一组卵泡做好准备。

多囊卵巢综合征干扰下丘脑 - 垂体 - 卵巢轴的方式

由上文可知，在女性的月经周期内，下丘脑、垂体和卵巢之间交流频繁，而在多囊卵巢综合征患者体内，这种交流被中断了。

无排卵女性体内的激素水平较低。研究发现，多囊卵巢综合征患者的下丘脑向垂体发送信号的方式发生了重大改变。下丘脑向垂体发送促性腺激素释放激素（GnRH）信号，告诉垂体下一步做什么。如果GnRH的脉冲较慢，会促进垂体分泌促卵泡激素；如果GnRH的脉冲较快，则会促进垂体分泌促黄体生成素。如前文所述，年轻女孩的GnRH脉冲较快，因此促黄体生成素成为优势激素。但随着女性身体的发育，GnRH会形成一种模式：较快的GnRH脉冲会在月经初期减慢。高水平黄体酮和雌激素通常会在黄体期减慢GnRH脉冲，从而为下一个周期做准备。但在多囊卵巢综合征患者体内，这一模式却发生了变化。

在多囊卵巢综合征患者体内，由于雌激素和黄体酮的影响，GnRH的脉冲速度并未充分减慢，仍然保持在较快水平。在快速GnRH脉冲的主导下，垂体在整个月经周期内分泌过量的促黄体生成素，促黄体生成素使卵巢分泌更多的睾酮，进而对排卵产生抑制作用（如图6-1所示）。

多囊卵巢综合征患者的卵泡结构存在异常：与内部颗粒细胞层相比，卵泡膜层较厚，主要原因是存在过量的胰岛素和促黄体生成素。

如前文所述，卵泡膜细胞负责分泌睾酮。相较于雌激素，卵泡分泌的睾酮过多会导致卵泡发育减慢。此时，雌激素不会在卵泡发育中期激增；作为回应，促黄体生成素也不会激增，更无法触发排卵。

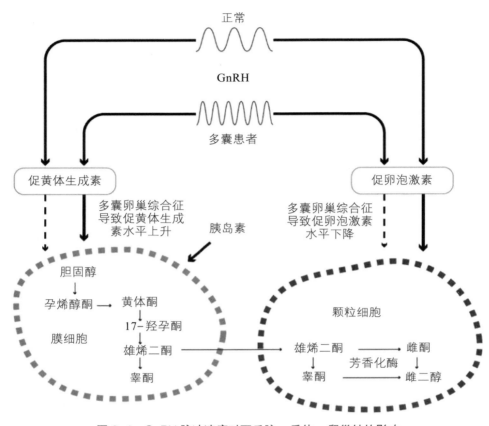

图 6-1　GnRH 脉冲速度对下丘脑 – 垂体 – 卵巢轴的影响

如此便形成了一个恶性循环，使调节人体自然节律的激素消失，而维持排卵的所有重要激素反馈机制也完全失效。

随着时间的推移，多囊卵巢综合征患者的卵泡可能会部分发育，此时雌激素水平开始上升，但由于睾酮的抑制作用，雌激素无法升高到足以刺激促黄体生成素分泌和成功排卵的水平。在这种情况下，卵泡发育会提前终止。

即使多囊卵巢综合征患者能成功排卵，其卵泡质量也通常不佳。在多囊卵巢综合征患者体内，黄体的质量通常较差，可能过早地解体。因此，即使排卵，许多多囊卵巢综合征患者仍然极度缺乏黄体酮。

抗苗勒管激素：一种需要关注的特殊激素

抗苗勒管激素是一种新发现的激素，也能在上述过程中发挥作用。多囊卵巢综合征患者体内的窦卵泡（停止发育的卵泡）过多，它们能够分泌大量的抗苗勒管激素。

生殖门诊会对抗苗勒管激素水平进行检测，以评估女性卵巢内的卵子数量。正如预期的那样，抗苗勒管激素水平在年轻女性中往往较高，随着年龄的增长而降低。但由于多囊卵巢综合征患者卵巢内卵泡数量较多，且卵泡自身产生的抗苗勒管激素更多，其体内的抗苗勒管激素水平往往较高。[1]因此，抗苗勒管激素水平检测是判断多囊卵巢综合征患者卵巢激素是否失衡的一种有效手段，表6-1中列出了不同年龄段女性血液中抗苗勒管激素水平的范围。如果你的抗苗勒管激素水平高于你所在年龄段的范围，表明你可能患了多囊卵巢综合征。抗苗勒管激素过量会减慢卵泡的发育速度，导致激素进一步失衡并不再排卵，从而形成恶性循环。

最新资料显示，抗苗勒管激素在大脑和卵巢中发挥着重要作用。高水平抗苗勒管激素可以刺激下丘脑的神经元，加快GnRH的释放频率，[2]而较快的GnRH脉冲会使垂体分泌更多的促黄体生成素，进而使多囊卵巢综合征患者产生更多的雄激素。

表 6-1　抗苗勒管激素水平在各年龄段的范围

年龄段	范围	
33岁以下	2.1~6.8 ng/dL	15.0~48.0 pmol/L
33~37岁	1.7~3.5 ng/dL	12.1~32.1 pmol/L
38~40岁	1.1~3.0 ng/dL	7.8~21.4 pmol/L
41岁及以上	0.5~2.5 ng/dL	3.6~17.9 pmol/L

来源：根据相关研究成果及我们的临床经验整理得出（McCulloch 2015;Yoo et al.2011;Gleicher 2016）

雌性激素和卵巢功能检测

多囊卵巢综合征患者一般可通过下列检测评估激素水平和卵巢功能。如果你月经规律、有排卵，应在指定日期进行检测；如果你的月经不规律、无排卵，可以随时进行检测。参见表6-2。月经周期从你经期出血的第一个早晨开始计（不包括非经期少量出血）。

表6-2　激素水平和卵巢功能评估所需的检测

激素	备注
促卵泡激素、促黄体生成素	需要在经期第3天检测 参考值： 在经期第3天，促卵泡激素和促黄体生成素的值均应在4~8 mIU/mL 在多数情况下，促卵泡激素的值在月经第3天时比促黄体生成素高，但有时二者相等 多囊卵巢综合征患者促黄体生成素的值比促卵泡激素高，约为促卵泡激素的2倍，甚至3倍
雌二醇	需要在经期第3天检测 参考值：25~75 pg/mL 或 91~275 pmol/L
黄体酮	如果条件允许，排卵后第7天是检测黄体酮的最佳时机 参考值： 如果检测值>18 ng/mL 或 57 nmol/L，表明可能已排卵
催乳素	催乳素可在月经周期内的任意一天检测。催乳素是一种垂体激素，具有抑制排卵的作用，在多囊卵巢综合征患者体内水平较高
抗苗勒管激素	抗苗勒管激素可在月经周期内的任意一天检测，参考值请参阅前文表格

（来源：Mayo Medical Laboratories 2016;Woo et al.2015; Buyalos, Daneshmand, and Brzechffa 1997）

调节雌性激素的常规疗法

合成激素

口服避孕药是多囊卵巢综合征患者的常规疗法。避孕药中合成激素的含量足以影响整个激素系统。女性在服用避孕药后仍然会每月来一次月经，但不会排卵。避孕药中的合成黄体酮会增大血栓和中风的患病风险。由第5章可知，多囊卵巢综合征患者最常用的避孕药带来的血栓等风险也较大。

口服避孕药的多囊卵巢综合征患者经常遇到的一个问题是停药后闭经，即停止服用避孕药后相当长的一段时间内停止月经和排卵。我认为出现这种情况的原因是，在激素水平发生变化后，下丘脑－垂体－卵巢轴并未重新建立反馈回路。我曾遇到过多囊卵巢综合征患者停药18个月后才恢复月经的情况。与普通人相比，这种现象在多囊卵巢综合征患者中较为常见。

黄体酮撤退疗法

服用一定剂量的黄体酮以刺激月经出血是另一种常见疗法，疗程通常为7天。这种方式也不会引发排卵，但我认为服用黄体酮并无害处，尤其是在几个月不来月经的情况下。在闭经3~4个月后，女性有必要采取措施促使子宫内膜脱落（特别是当月经周期间隔很长时），防止子宫内膜增生。[3]子宫内膜增生是黄体酮缺乏和长期雌激素暴露导致的子宫内膜过度生长。久而久之，子宫内膜增生会增加女性患子宫内膜癌的风险。

调节雌性激素的自然疗法

多囊卵巢综合征激素轴的平衡取决于多种因素，这也是我将激素调节问题放在胰岛素抵抗、应激、雄激素过多和炎症之后的原因，我将这些因素称为"障碍物"。但有些有效的自然疗法可以帮助激素恢复平衡，比如我比较钟爱的草药。草药能以一种温和的方式使激素水平发生变化，而激素水平的改变又会向下丘脑、垂体和卵巢反馈。但这种激素调节疗法不建议长期使用，而是用于恢复激素反馈回路的治疗过程。

对于月经不规律的女性，一般应先恢复月经周期。对于有月经周期的多囊卵巢综合征患者，以天进行计算，一般将女性月经出血的第1天作为月经周期的第1天。以下是我在治疗多囊卵巢综合征时常用的草药组合。

白芍与甘草配方

白芍与甘草对多囊卵巢综合征患者有益，能帮助因高雄激素而影响排卵的女性恢复月经周期。该配方由两种草药按重量1:1制成，可在整个月经周期内服用。一项针对34名日本多囊卵巢综合征患者的研究发现，每日服用7.5 g白芍与甘草组合，可以提高促卵泡激素与促黄体生成素的比值，降低睾酮水平，提高雌二醇与睾酮的比值。[4]

黑升麻

黑升麻对于多囊卵巢综合征患者具有多方面益处。研究发现，黑升麻能够提高促卵泡激素与促黄体生成素的比值，增加黄体酮水平，并促进排卵。女性可在月经周期内的所有阶段服用黑升麻，但肝病患者应避免服用。此外，服用黑升麻期间应对肝功能情况进行监测，以确保对这种草药耐受。

黑升麻还可以调节垂体功能，减少促黄体生成素的分泌。[5]研究表明，对于正在服用克罗米芬的女性，黑升麻可以改善药物对子宫内膜和宫颈黏液的负面影响，提高女性在黄体期的黄体酮水平和受孕率。[6,7]

牡荆

牡荆又称贞节树或圣洁莓，对催乳素水平较高的女性具有特别的疗效。[8]它能影响大脑的多巴胺能系统，降低催乳素水平。

初步研究和早期草药著作显示，牡荆可以提高促黄体生成素水平，刺激排卵，以及促进黄体酮的分泌。当然，这种说法让人对牡荆的作用机制产生困惑，因为临床显示，牡荆对促黄体生成素水平本身较高的多囊卵巢综合征患者也是有益的。牡荆在传统草药学中用于调节月经周期，此前的研究未能完全阐明它对激素系统的作用。

最近一项有趣的研究表明，牡荆的作用机制很大程度上取决于它对大脑的作用。牡荆之所以能调节月经周期，是因为它能作用于大脑的多巴胺能神经元和阿片受体。牡荆对垂体激素的影响属于次级影响。在对促黄体生成素的影响方面，尤其是针对多囊卵巢综合征患者，后续研究得出了与初步研究不同的结果。例如，一项针对雌性小鼠的研究发现，牡荆可以降低促黄体生成素水平。[9]而另一项针对雌性小鼠的研究表明，牡荆对育龄动物的促黄体生成素水平没有影响，但能降低围绝经期小鼠的促黄体生成素水平。[10]是不是感到十分困惑？牡荆确实能够影响垂体激素水平，但这种影响只建立在大脑中激素水平较高的基础上。

关于牡荆，我们需要重点了解的是，它不会像激素类药物那样使某种特定激素的水平升高或降低，这可以通过新发表的大量研究证实。

牡荆似乎能作用于大脑，从更高层面对激素进行调节。在某些特殊临床情况下，如果某位女性的促黄体生成素水平较低，可以服用牡荆提高促黄体生成素水平，从而为排卵做准备。但有些情况下，当女性进入围绝经期或患多囊卵巢综合征后，其促黄体生成素水平较高，此时我们会发现服用牡荆可降低促黄体生成素水平。而其他情况下，服用牡荆可能丝毫不起作用。

最新研究表明，牡荆可能与大脑中不同类型的阿片受体结合。[11]一项研究发现，牡荆会对 β-内啡肽的水平造成影响。仅在接受治疗5天后，受试者的 β-内啡肽水平便上升了105%。[12]

内啡肽系统非常重要，因为它控制着生殖系统的某些活动。内啡肽系统可抑制下丘脑－垂体－肾上腺轴对 GnRH、促黄体生成素和促卵泡激素造成的负面影响。[13]换言之，内啡肽系统能够阻止大脑触发应激激素的分泌。

内啡肽系统对于多囊卵巢综合征患者的最重要作用是，内啡肽类物质能够减缓下丘脑主要激素GnRH的脉冲。[14]

多囊卵巢综合征患者的GnRH脉冲往往过快。在排卵后，黄体酮的作用是减慢GnRH脉冲。GnRH脉冲减慢后，垂体开始分泌促卵泡激素而非促黄体生成素，以促进卵子发育。但多囊卵巢综合征患者缺乏足够的黄体酮来减慢GnRH脉冲。此外，她们似乎还存在下丘脑黄体酮抵抗。

最近有研究发现，多囊卵巢综合征患者的大脑内啡肽系统存在明显的功能障碍，[15]而牡荆正是作用于该系统。多囊卵巢综合征患者的胰岛素抵抗进一步加剧了内啡肽系统功能障碍。因此，先行解决胰岛素抵抗问题会明显改善多囊卵巢综合征患者的内啡肽系统功能。

总体来说，牡荆可以减慢下丘脑的激素释放脉冲，使促卵泡激素成为主导激素。促卵泡激素是一种可促进卵泡生长和雌激素产生的物质，它能使促黄体生成素的水平激增，从而诱发排卵。所以，牡荆对促黄体生成素、促卵泡激素等工作机制的影响并非使某种激素水平上升那么简单。牡荆可以帮助各种激素恢复正常，使它们能够自行调节。

我们现在已经了解，牡荆可以作用于大脑的多巴胺能神经元，降低催乳素水平（高催乳素水平会抑制排卵）。而且牡荆还能作用于内啡肽系统，减慢GnRH脉冲并降低促黄体生成素水平。如果服用得当，牡荆能为多囊卵巢综合征患者带来卓越的疗效。所以，你可以先做促黄体生成素检测，判断自己的GnRH脉冲是否过快。

众多研究表明，牡荆的内啡肽效应可能是因为它能有效减轻经前综合征引发的情绪问题，并能改善痛经。我认为，内啡肽效应可能是使多囊卵巢综合征患者更容易产生抑郁、焦虑和其他情绪障碍的原因之一。牡荆的服用方法多种多样，以下推荐临床实践中常用的两种方法。

第一种方法适用于促黄体生成素水平偏高、处于排卵期但排卵延迟（如月经周期为32~45天）的女性，而且只在黄体期服用。牡荆应在早上服用一次，因为催乳素水平存在昼夜节律——傍晚水平最高，而早晨起床时，催乳素的水平会下降。由于催乳素水平高的女性昼夜节律往往出现紊乱，因此最好按照自然节律在早上服用。

只在黄体期使用牡荆是为了减慢GnRH脉冲，在降低促黄体生成素水平的同时提高促卵泡激素水平，以便为下一个月经周期做好准备。我发现，如果GnRH脉冲在月经周期开始时较慢，垂体便会对随后的雌激素水平升高反应良好。但这通常需要多个周期才能形成，一般服用牡荆4~6个月可形成良好的月经规律。

第二种方法适用于月经周期较长或完全闭经的女性。由于她们的GnRH脉冲持续过快，因此我要求她们每日服用牡荆，以打破她们体内根深蒂固的激素作用机制。

两种方法的给药方式相同，均须早上服用。一旦患者形成了规律的排卵周期，且能检测到排卵，可将第二种方法切换至第一种。患者在出现3次稳定的月经周期后即可停止服药。

我通常建议患者每日服用1500 mg的牡荆，酊剂或干浸膏均可（一般为浓度1∶6或1∶5的提取物，草药与溶液的比例为1∶6或1∶5），仅早上服用。但在选择牡荆产品时要慎重，因为许多市售产品所含的类黄酮成分（如芹菜素、木犀草素、异山奈素和紫花牡荆素）不足，无法对Mu-阿片受体产生影响。牡荆所含的双萜类成分能通过多巴胺能系统减少催乳素的分泌，因此这些成分也很重要。但遗憾的是，市场上的劣质牡荆产品较多。

白芍与肉桂配方

对于多囊卵巢综合征患者而言，白芍与肉桂是另一种有效的草药组合，女性在整个月经周期均可使用，对于代谢功能较差和存在胰岛素抵抗的人群有益。研究发现，白芍和肉桂配伍能够降低睾酮和促黄体生成素水平，改善促黄体生成素与促卵泡激素的比值并促进排卵，促进颗粒细胞分泌雌二醇，提高黄体期的黄体酮水平。白芍与肉桂配方的推荐剂量为6~10 g/d，分多次服用。

当归

当归是一种中药，具有悠久的药用史。当归含有植物性激素，作为一种激素调节剂，当归能与雌激素受体结合，且对受体有微弱的激活作用，对于缺乏雌激素的多囊卵巢综合征患者来说是有益的。研究发现，当归可以激活生殖器官中对雌激素敏感的基因和一些处于休眠状态的机制。经过实践我发现，多囊卵巢综合征患者在卵泡期服用当归，能发挥突出的功效。此外，研究还发现，当归会在造血过程中促进红细胞的生成。因此，对于月经量少的女性或者患多囊卵巢综合征合并缺铁的女性来说，当归是一种理想的激素调节草药。当归的推荐剂量为200~500 mg，每日3次。

全周期配方

白芍与甘草配方对月经不规律合并雄激素过多的患者具有较好的疗效，而白芍与肉桂配方主要用于治疗月经不规律合并胰岛素抵抗及血液循环不良，这两种配方均可在全月经周期使用。

经期配方

对于下丘脑–垂体功能障碍的女性，我经常根据其经期的不同时间节点调整配方。由于经期配方是较复杂的草药处方，通常需要专业医生或自然疗法医师的支持。此外，还可根据不同的需求对配方做出调整，但你最好先让医生对你进行评估，再制定具体的配方。

卵泡期配方

· 当归（50%）

· 白芍（30%）

· 黑升麻（20%）

黄体期配方

· 牡荆（80%）

· 甘草（20%）

　　我会在门诊为患者开酊剂，并根据患者的具体情况调整剂量和配方。建议从当地较有名望的自然疗法医师处购买高质量的酊剂。可以要求医生将酊剂配制好，也可以自己在家配制。

　　上述酊剂的用量为早晚各1茶匙。很多草药通常使用浓度为1∶4的提取物（草药与溶液的比例为1∶4）配制。如果你购买了其他浓度的草药，请对浓度做适当的调整。例如，如果你购买的是浓度为1∶2的草药提取物，则需要将用量减半。

第7章 第六步：恢复甲状腺功能

每一里路在冬天都会显得更加漫长。

——乔治·赫伯特

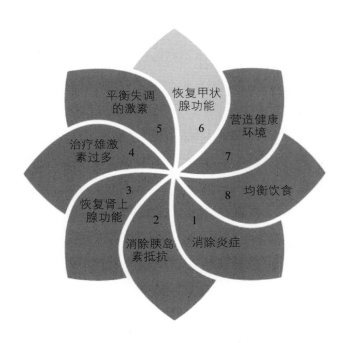

艾莉森，32岁，多囊卵巢综合征合并月经极不规律及多毛症患者。同许多患者一样，她减肥也很困难，而且无论尝试什么饮食法，体重始终不变。艾莉森每年只来两次月经，医生经常给她开甲羟孕酮诱导月经。但幸运的是，艾莉森能自然受孕，只是她生完孩子后感觉不太好。

由于艾莉森心情抑郁、精神疲惫，医生认为她可能患了产后抑郁症。

此外，艾莉森的性欲也有所降低。虽然她为自己拥有了一个漂亮宝宝而激动不已，但她几乎没有精力支撑一整天。事实上，艾莉森有时甚至下不了床。她还有严重的便秘，有时隔好多天才会大便一次，而且她无法像朋友们一样减肥。各种困扰综合起来让她沮丧、悲伤、疲惫不已。艾莉森很想知道，这些是不是多囊卵巢综合征带来的可怕症状？

检查发现，艾莉森患有相当严重的甲状腺疾病，她的促甲状腺激素（TSH）指标极高，达到了8.4。医生告诉艾莉森，TSH指标过高可能是导致她极度疲劳、抑郁、便秘和减肥困难的原因。艾莉森很困惑自己为何如此倒霉，竟然同时得了多囊卵巢综合征和甲状腺功能减退？

事实上，这两种疾病是有关联的。患多囊卵巢综合征的女性更容易受甲状腺功能减退的影响，二者共同作用，形成一个恶性循环，症状包括疲惫、体重增加、胰岛素抵抗、激素失衡等。接下来我们了解更多有关甲状腺功能的知识，以及将甲状腺功能维持在最佳水平对多囊卵巢综合征患者有多重要。

甲状腺疾病

如果你之前读过有关甲状腺疾病的书，就会了解这种疾病有多普遍。据悉，约有1000万美国人患甲状腺功能减退。引发这种疾病的因素包括自身免疫性疾病家族病史、甲状腺疾病家族病史、颈部或上半身辐射史或发病前6个月内怀孕（如艾莉森）。

在发达国家，甲状腺功能减退的常见诱因是一种名为"桥本甲状腺炎"的自身免疫性疾病，其他诱因包括辐射暴露、缺碘、汞和溴化物暴露等。

由于甲状腺功能减退会使多囊卵巢综合征恶化，因此多囊卵巢综合征患者应对自己的甲状腺功能做详细检测。

甲状腺功能减退的症状

识别甲状腺功能减退很重要。虽然这些症状从轻度到重度表现不一，但都会对生活造成影响，而且这些症状可以在任何时候突然出现。甲状腺疾病的患病率可随年龄的增长而升高。产后（艾莉森就是这种情况）和激素水平变化时期（如围绝经期）可使甲状腺疾病的患病风险急剧增加。甲状腺功能减退的症状包括：

- 疲劳
- 畏寒
- 脱发
- 体重增加
- 改变饮食和锻炼方式仍难以减肥
- 皮肤干燥
- 便秘
- 肌肉痉挛或疼痛
- 抑郁
- 易怒
- 记忆力差，注意力不集中
- 月经周期发生改变
- 性欲低下
- 流产或不孕风险增加

你可能认为这些症状与多囊卵巢综合征的症状相似。我们已经知道，多囊卵巢综合征患者有不孕和早期妊娠丢失（流产）的风险。许多人发现很难通过饮食和锻炼手段减肥，而且她们还饱受疲劳、抑郁和焦虑的折磨。虽然多囊卵巢综合征和甲状腺功能减退是两种完全不同的疾病，但二者确实有相似的症状。它们会相互加重症状，因此多囊卵巢综合征患者将甲状腺功能维持在最佳状态非常重要。

现在，我们来深入探讨为什么甲状腺功能减退会成为困扰多囊卵巢综合征患者的一个大问题。

甲状腺功能减退与胰岛素抵抗

研究发现，甲状腺功能低下会加重多囊卵巢综合征患者的胰岛素抵抗。[1]所以，通过激素检测评估你的甲状腺激素水平及工作方式对你很有帮助。我们先来回顾一下各种甲状腺激素及其功能（如图7-1所示）。

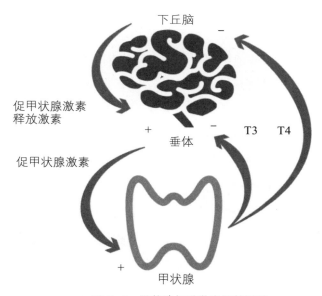

图 7-1　甲状腺相关激素及其反馈

以下是医生可能要求检测的各种激素。

| 甲状腺检测 |

促甲状腺激素

游离T3

游离T4

反T3

甲状腺过氧化物酶抗体

甲状腺球蛋白抗体

促甲状腺激素

促甲状腺激素（TSH）是由垂体分泌的激素。垂体是位于大脑中的一个豌豆大小的激素"主腺"。当大脑特别是下丘脑和垂体感知到体内甲状腺激素水平较低时，作为响应，垂体会分泌更多的TSH。

TSH到达甲状腺后，甲状腺会分泌甲状腺激素作为响应。当甲状腺激素水平恢复后，垂体会减少TSH的分泌，以防止TSH水平过高。

因此，大多数甲状腺功能减退患者的TSH水平较高。当甲状腺功能低下时，垂体会试图进行"补偿"，迫使甲状腺分泌所需的激素。

TSH是广受欢迎的检验标志物，大多数医生都会根据该指标水平对甲状腺功能进行评估。许多医生甚至将TSH水平作为评估甲状腺功能的唯一指标。但与许多其他自然疗法医师、功能医学专家一样，这一观点我不敢苟同。我发现，将甲状腺功能维持在最佳状态基于对甲状腺激素水平的充分协调。在某些情况下，甲状腺激素水平较低，TSH水平却在正常范围内，这种现象是由特定的系统问题造成的。此外，医学界对TSH水平的最佳范围一直争论不休。至于多囊卵巢综合征患者的最佳TSH水平，请参阅下文。

TSH

由垂体分泌

促进甲状腺产生T4和T3

正常范围为0.4~3.0 mIU/L

最佳范围为I.0~2.0 mIU/L

甲状腺素

甲状腺素（T4）是甲状腺分泌的两种主要甲状腺激素之一。T4的主要功能是刺激体内组织的新陈代谢。T4是通过在酪氨酸上附着4个碘分子，在甲状腺球蛋白的帮助下产生的。T4是两种甲状腺激素中功能较弱的一个，但含量高、半衰期长。实际上，人们认为T4并非激素，而是一种激素原，可以将T4看作一个储备库，人体会根据需要将T4转换为活性更高的T3。甲状腺每天可分泌约100 μg T4，检测时常用游离的T4作为指标，而非总T4。

三碘甲状腺原氨酸

三碘甲状腺原氨酸（T3）是甲状腺激素中生物活性较强的一种，由3个碘分子与酪氨酸结合而成。T3对人体内所有新陈代谢过程都会产生巨大影响。一般认为T3的效价是T4的3~4倍。人体内T4与T3的比值通常为20∶1。当转化过程处于最佳状态时，T4可以根据人体需求，通过一种名为脱碘酶的含硒酶转化为T3（如图7-2所示）。甲状腺每天可分泌约6 μg的T3。另外，人体组织中每天有24 μg的T3通过T4转化而来。检测时常用游离T3作为指标，而非总T3。

脱碘酶

脱碘酶是一类重要的酶，作用是将储备的T4转化为T3。脱碘酶有多种

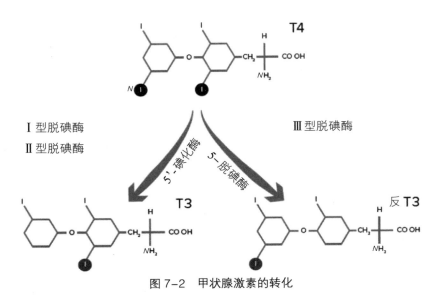

图7-2 甲状腺激素的转化

类型，其中Ⅰ型脱碘酶主要存在于肝脏和肾脏中，Ⅱ型脱碘酶存在于大脑的星形胶质细胞中，Ⅲ型脱碘酶存在于大脑的神经元中。因此，身体通过一套复杂的机制控制代谢速率，而不同器官的代谢速率各不相同。在某些情况下，脱碘酶可能被下调，T4向T3的转化过程会被抑制，从而导致体内甲状腺激素的活性降低。TSH和T4水平处于正常范围的人也可能出现甲状腺功能减退症状。

游离甲状腺激素与总甲状腺激素

血液中的载体蛋白可与甲状腺激素结合，因此这部分甲状腺激素无法对细胞发挥作用。实际上，大多数甲状腺激素都是以这种结合体的形式存在的。因此，研究认为，检测游离甲状腺激素水平更能揭示激素与甲状腺疾病的相关性。游离甲状腺激素是一种能作用于人体组织的激素，可直接激活体内细胞，其含量通常与甲状腺功能减退症状密切相关。

游离 T4

由甲状腺产生的甲状腺激素

多数无活性

含量最丰富的非结合甲状腺激素

未与载体蛋白结合

游离 T4

游离 T4 是非结合甲状腺激素的检测指标。只有少量的 T4 是以游离、非结合状态存在的，而且游离 T4 主要作为一种储备激素，可根据人体需求转化为 T3。

游离 T3

游离 T3 是可以作用于细胞的非结合 T3，同时也是一种具有高代谢活性的激素，作用强大。许多患者称，当游离 T3 水平保持在一定范围内时，他们感觉较好。但值得注意的是，甲状腺水平每日随时间的变化较大，因此需要在一天中的固定时间（通常是在早上）对甲状腺激素水平进行检测。如果数据出现异常，需要重新检测。尽管游离 T3 很重要，但医生并不经常检测该指标，因此患者可向医生提出检测要求。

游离 T3

最具代谢活性的甲状腺激素

由 T4 根据人体需求转化而来

未与载体蛋白结合

自身免疫性甲状腺疾病抗体检测

甲状腺过氧化物酶抗体

甲状腺过氧化物酶抗体可攻击一种参与甲状腺激素生成的重要酶类，即甲状腺过氧化物酶。甲状腺过氧化物酶可参与碘的氧化，因此可用于产生T4，而攻击甲状腺过氧化物酶的抗体会使甲状腺分泌甲状腺激素的能力下降。甲状腺过氧化物酶抗体是常见的甲状腺抗体，90%的桥本甲状腺炎患者与75%的毒性弥漫性甲状腺肿患者都具有这种抗体，这些抗体直接作用于甲状腺，激活甲状腺的免疫系统，从而造成甲状腺细胞损伤。

甲状腺球蛋白抗体

甲状腺球蛋白（Tg）抗体是甲状腺球蛋白特异性抗体。甲状腺球蛋白是参与甲状腺激素生成的一种蛋白质。70%的桥本甲状腺炎患者和30%的毒性弥漫性甲状腺肿患者都检测出甲状腺球蛋白抗体阳性。此外，约有30%甲状腺过氧化物酶抗体呈阳性的患者，其甲状腺球蛋白体抗体也呈阳性。

反T3

多数无活性

第三大甲状腺激素

在遇到应激或患病时，人体可借助反T3降低代谢速率

最佳范围为0~25 ng/dL

游离T3与反T3的比值应≥20

反T3

反T3（rT3）是T3的同分异构体，二者的结构高度相似，只是其中一个碘分子的位置不同。反T3是由甲状腺产生的第三种常见的甲状腺激素，但一般很少对这一指标进行检测。

大部分反T3是由甲状腺以外的细胞产生的。反T3的代谢活性较低，人体可在需要时利用它来"降低"代谢速率。在遇到应激或患病时，T4不再转化为T3，而是通过一种名为5-脱碘酶的特殊脱碘酶转化为反T3（如图7-2所示）。在上述情况下，人体组织中的脱碘酶活性降低，肝脏对反T3的吸收率降低。两种机制共同作用导致反T3的水平升高。

有趣的是，反T3不活跃，也不具备T3的任何代谢效应。由于反T3与T3结构相似，它可以进入细胞并与甲状腺激素受体结合，影响T3与受体的结合。因此，高水平反T3可通过竞争细胞中的受体，阻断某些代谢过程。事实上，反T3的部分功能体现为在饥饿、疾病或高压状态下储存能量。所以，皮质醇过多可提升反T3水平。

垂体对T4十分敏感。当T4水平升高时，垂体会迅速停止分泌TSH。因此，在游离T4水平正常、游离T3水平较低且反T3水平较高的情况下，TSH的检测结果也可能正常，这就是TSH检测不足以评估多囊卵巢综合征患者甲状腺功能的原因，因为多囊卵巢综合征患者可能存在高皮质醇、高胰岛素或其他可导致反T3水平升高的因素。所以，建议你对甲状腺指标进行全面检测。

一般情况下，游离T3与反T3的比值应在合理范围内。换句话说，与无活性T3相比，活性T3的水平应该更高。即使你的反T3指标在正常范围内，如果游离T3的水平相对较低，则表明你身体的新陈代谢正在减慢。如果你的游离T3与反T3比值低于20，且出现了甲状腺功能减退症状，则说明你的反T3水平很可能出了问题。

低 T3 综合征或低转化率

人在患病或应激情况下，T3 水平会下降，这种情况称为正常甲状腺病态综合征，或低 T3 综合征。低 T3 综合征发生于 TSH 水平正常、T3 水平较低且反 T3 水平较高时。低水平 T3 会减缓新陈代谢，此时身体不但不会清除反 T3，还会使其在血液中进一步积累。从较轻的病例中可以发现，虽然 T4 水平尚处于参考范围内，但较 T3 水平高出了许多。如果患者的游离 T3 指标处于参考范围的最低水平，可能表明 T4 向 T3 的转化率较差。

需要注意的是，TSH 与新陈代谢无关。TSH 和血清 T4 与人体细胞内甲状腺激素的水平无明显相关性。如前文所述，在生理应激下（包括情绪应激和生理应激，如睡眠不足或节食导致的饥饿），T4 向 T3 的转化率会降低。

游离 T3 是生理应激状态下评价甲状腺功能的准确指标。因此，如果多囊卵巢综合征患者的激素水平失衡，应当对游离 T3 指标进行重点检测。

反 T3 的转运蛋白也受生理应激的影响。如果转运蛋白功能不佳，反 T3 无法进入细胞，则只能存留在血液中。

因此，反 T3 水平是细胞内 T3 与 T4 水平降低的良好标志物，这是无法通过 TSH 水平检测发现的。如果反 T3 水平较高，说明外部生理应激在降低你的代谢功能，导致你出现甲状腺功能减退的症状。

TSH正常、反T3升高病例

戴安娜是我的患者之一。除了多囊卵巢综合征之外，她还出现了甲状腺功能减退症状。戴安娜大家庭中的许多女性成员都是多囊卵巢综合征患者。几年前，她被诊断为甲状腺功能减退，并开始服用左旋甲状腺素进行治疗。之后她的 TSH 水平恢复"正常"，症状有所改善。

但在过去的一年中，戴安娜的症状又复发了。她畏寒、倦怠，没有动力去做自己喜欢的事情。体重也增加了 9 kg，且无法减掉。戴安娜是一位大学教授，擅长研究，因此也对自己的病情做了大量调研。

她去看医生，并认为自己需要增加甲状腺激素的剂量。但她的TSH值为1.75mIU/L，在最佳范围内。随后，戴安娜要求医生对她的游离T3、游离T4和反T3进行了检测。结果显示，她的游离T3与反T3的比值为8，处于极低水平。

后来戴安娜来到我的门诊求助。我们一起对她的病情做了完整回顾，发现她在过去的一年中工作压力巨大，月经周期也很长。我给她做了一些血液检测，发现她的铁蛋白水平只有8μg/L。唾液皮质醇检测发现，戴安娜出现了肾上腺疲劳。由于这两个因素会增加反T3的转化率，我建议戴安娜服用高质量铁补充剂、复合维生素B等补充剂，以恢复她的肾上腺健康。

此外，戴安娜还设法改善睡眠，做瑜伽和冥想。为了提高T3的转化率，我还为她增加了一些其他补充剂。4个月之后，戴安娜感觉自己精神焕发，不再畏寒，也恢复了往日的活力。为控制多囊卵巢综合征的病情，她还通过之前一直坚持的减肥方案成功减掉了4.5 kg体重。最令人欣慰的是，她的游离T3与反T3的比值也升到了22！

胰岛素与甲状腺激素

大量研究表明，糖尿病、胰岛素抵抗和代谢综合征能够降低T4向T3的转化率，促进反T3的形成。由于多囊卵巢综合征患者通常存在胰岛素抵抗，其体内的反T3水平往往高于平均值。而且鉴于甲状腺激素水平（包括反T3）总体具有较大的波动性，因此有必要对其进行重复检测，并取其平均值。

高水平胰岛素会提高Ⅱ型脱碘酶的活性，Ⅱ型脱碘酶是参与合成甲状腺激素的关键酶之一。人的胰岛素抵抗会将大部分T3转化为无活性的反T3，而不是具有活性的甲状腺激素。

当垂体检测到脱碘酶的活性增加时，会减少TSH的分泌。如果只对TSH进行检测，会带给人"一切正常"的误解，因此，我们不能单独将

TSH水平作为胰岛素抵抗型多囊卵巢综合征患者甲状腺水平的检测标准。

亚临床甲状腺功能减退与多囊卵巢综合征

研究表明，与未患多囊卵巢综合征的同龄对照组相比，患多囊卵巢综合征女性的TSH水平更高，更有可能患亚临床甲状腺功能减退。[2]这在某种程度上是由胰岛素相关的影响导致的。

我们有必要厘清亚临床甲状腺功能减退与临床甲状腺功能减退的区别。临床甲状腺功能减退患者的TSH水平较高，而T4和T3中的一项或两项指标都较低。但亚临床甲状腺功能减退患者的TSH水平较高，而T4和T3指标在正常范围内。

亚临床甲状腺功能减退的定义存在很大争议。当TSH水平高于临界值时，可认为存在亚临床甲状腺功能减退，不同研究确定的临界值不同，但通常在4~5 mIU/L之间。美国国家临床生物化学研究院（NACB）发布的检验指南显示，95%以上经严格筛选的甲状腺功能正常的志愿者，其血清TSH水平为0.4~2.5 mIU/L。[3]

其他机构及传统医学领域建议将4~5 mIU/L作为亚临床甲状腺功能减退的临界值。但相较其他人，该指标的最佳范围对多囊卵巢综合征患者而言可能有所不同，因为胰岛素抵抗确实会影响甲状腺功能。

几乎没有人将游离T3（fT3）和游离T4（fT4）作为亚临床甲状腺功能减退的诊断指标，但无数患者、自然疗法医师和从事营养与自然医学的执业医生已经注意到，接近上限的游离T3和游离T4指标有助于改善患者的病情。

以我个人的自然疗法执业经验来看，应把治愈患者放在首位，检测结果仅供参考，因为不同患者在同等健康状况下的甲状腺水平并不相同。因此，我们应首先关注患者的症状，再对症治疗。

有证据表明，多囊卵巢综合征患者适用的TSH范围较小。如前文所述，胰岛素抵抗会减少TSH的分泌，这会使功能受损的甲状腺检测结果看起来正常，但此时甲状腺激素并未发挥最佳功能；在细胞内，T4向T3的转化率降低，反T3的水平开始上升，高水平反T3带来的危害我们已经了解。由于多囊卵巢综合征患者已经面临严重的激素问题，因此将新陈代谢维持在合理水平尤为重要。

TSH水平与多囊卵巢综合征

虽然TSH水平并非评估甲状腺功能的最佳指标，但有些研究人员仍然对这种特殊激素在多囊卵巢综合征患者中的表现进行了研究。在2009年发表的一项针对337名多囊卵巢综合征患者的研究中，研究人员对受试者的多囊卵巢综合征关键指标和症状进行评估，包括多毛症、痤疮和月经不规律。[4]

他们发现，胰岛素抵抗程度最低的女性，TSH水平最低（＜2 mIU/L）；TSH水平最高的女性，胰岛素抵抗最严重。有趣的是，上述现象与体重无关，亚临床甲状腺功能减退可导致不同体重的女性患胰岛素抵抗。该研究为胰岛素抵抗扰乱甲状腺功能提供了进一步证据。

该研究由此得出结论，TSH>2 mIU/L可导致多囊卵巢综合征患者产生胰岛素抵抗。另一项针对多囊卵巢综合征患者的随访研究发现，与TSH<2.5 mIU/L的女性相比，TSH ≥ 2.5 mIU/L的女性BMI、空腹胰岛素水平和总睾酮水平更高，而性激素结合球蛋白的浓度更低。[5]

甲状腺功能减退会使多囊卵巢综合征的症状全面恶化。甲状腺功能与血糖代谢有关，因此，胰岛素抵抗会破坏甲状腺功能，反之亦然。如果某位女性同时患多囊卵巢综合征和甲状腺功能减退，那么她的激素功能障碍会形成恶性循环。多囊卵巢综合征患者患心血管疾病的风险会明显增加，而甲状腺功能减退也会带来同样的风险。

多囊卵巢综合征合并甲状腺功能减退会明显增加代谢和心血管疾病的患病风险。多囊卵巢综合征患者应将甲状腺功能维持在最佳状态。对于多囊卵巢综合征患者来说，TSH水平的最佳范围为1~2.5 mIU/L。

虽然现有研究主要集中在TSH方面，但多囊卵巢综合征患者的游离T3

和游离T4水平同样可能存在最佳范围。我在实践中发现，可以将常规甲状腺激素指标接近最佳处的前1/4~1/3作为多囊卵巢综合征患者的指标，对缓解症状和改善代谢最有益。

性激素结合球蛋白、甲状腺与多囊卵巢综合征

甲状腺功能病变还会影响性激素结合球蛋白（SHBG）的水平，SHBG可以附着在血液中的雄激素上，使它们无法激活细胞。

当SHBG水平较低时，体内的雄激素会更加猖獗，使多囊卵巢综合征表现出高雄激素症状。通常高水平胰岛素会降低SHBG水平，因此SHBG可作为整体胰岛素水平的标志物。SHBG水平越低，胰岛素水平越高。

一般情况下，甲状腺激素会提高SHBG水平，[6]而甲状腺功能减退患者往往缺乏SHBG。再加上胰岛素抵抗导致的低水平SHBG，多囊卵巢综合征合并甲状腺功能低下会使高雄激素性症状（如脱发、痤疮和多毛症）更加严重。

甲状腺功能减退患者的卵巢体积和卵巢囊肿

进行超声检查时，甲状腺功能减退的表现与多囊卵巢综合征相似。甲状腺功能减退会增大卵巢体积，形成囊肿。甲状腺功能减退还会导致胶原蛋白和黏多糖在人体各器官内沉积。如果这些物质沉积在卵巢中，会影响激素合成，抑制正常排卵，从而对多囊卵巢综合征患者造成不良影响，但甲状腺功能减退导致的囊肿与多囊卵巢综合征患者的"囊肿"并不相同。

甲状腺功能减退

增大卵巢体积

促使囊肿形成

干扰排卵

2011年发表的一项研究将两组甲状腺功能减退女性患者（一组患多囊卵巢综合征，另一组卵巢正常）与一组甲状腺功能正常的女性进行了比较。结果发现，甲状腺功能减退女性的卵巢较大，而甲状腺激素替代疗法可减小两组甲状腺功能减退女性的卵巢体积，改善其TSH、游离T3和游离T4、催乳素、雌二醇、游离睾酮和总睾酮水平。[7]

令人惊讶的是，在甲状腺功能恢复正常后，该研究中的所有甲状腺功能减退女性的卵巢囊肿也完全消失了，虽然这并不意味着她们的多囊卵巢综合征已经痊愈。尽管许多多囊卵巢综合征患者在接受甲状腺激素替代疗法后月经更加规律了，但其中仍有一半未形成规律的月经周期。

因此，虽然甲状腺功能减退与多囊卵巢综合征在某些方面具有相似性，但它们是两种完全不同的疾病。如果靠服用激素替代类药物就能完全治愈，那么这种疾病必然不是真正的多囊卵巢综合征。但考虑到许多女性患多囊卵巢综合征合并甲状腺功能减退，且后者可加重前者的病情，因此有必要对这种疾病进行研究，改善甲状腺功能减退是多囊卵巢综合征治疗的一个重要方面。

自身免疫性疾病与多囊卵巢综合征

自身免疫性疾病与多囊卵巢综合征之间存在密切关系。当免疫系统攻击身体组织时，自身免疫性疾病便出现了。最常见的自身免疫性疾病是桥本甲状腺炎，它是导致育龄妇女甲状腺功能减退的主要原因。大量研究发现，桥本甲状腺炎与多囊卵巢综合征之间存在明显的相关性。

2012年发表的一项研究表明，与同龄受试者相比，多囊卵巢综合征患者的甲状腺过氧化物酶抗体（桥本甲状腺炎的标志物）增加了65%，甲状腺肿大的发病率上升了26.6%。[8]

2013年，研究人员对涉及1605名女性的6项研究进行了分析，发现多囊卵巢综合征患者的自身免疫性甲状腺炎患病率，以及血清TSH、甲状腺过氧化物酶抗体和甲状腺球蛋白抗体的水平均高于对照组。[9]

最新研究显示，如果甲状腺抗体水平较高，患多囊卵巢综合征合并不孕症的女性更可能对克罗米芬产生耐药性。该研究进而得出结论，自身免疫性甲状腺疾病会导致多囊卵巢综合征合并不孕症女性的治疗效果较差。[10]

多囊卵巢综合征患者体内甲状腺相关的风险因素增加

甲状腺过氧化物酶抗体升高

甲状腺球蛋白抗体升高

T4向T3的转化率低

高TSH水平

甲状腺肿大

因甲状腺问题加重的多囊卵巢综合征症状

胰岛素抵抗

胆固醇和脂类水平升高

新陈代谢减慢、体重增加

不孕

排卵不规律

流产风险升高

对克罗米芬产生耐药性

情绪障碍

脱发

有一点应该明确：所有多囊卵巢综合征患者均应采用本章前文提供的检测方法，对其甲状腺进行全面评估后，再决定后续治疗方案。

有些多囊卵巢综合征患者需要采用甲状腺激素替代疗法，但有些多囊卵巢综合征合并轻度甲状腺功能减退或桥本甲状腺炎的患者，只需为其肾上腺提供支持，通过服用甲状腺特异性营养补充剂、改变饮食习惯等手段减轻自身免疫性疾病症状，即可取得较大成效。

新陈代谢、瘦素与甲状腺激素

瘦素是1994年发现的一种激素，是由人体的脂肪细胞产生的，能够消除饥饿感，增加饱腹感。当瘦素水平较低时，人会感到饥饿。

由第3章可知，人体的脂肪组织越多，产生的瘦素越多。一段时间之后，大脑就会产生瘦素抵抗，不再对瘦素做出反应。当瘦素水平过高时，"奖赏"系统便不再提醒我们停止进食，而暴饮暴食很容易导致肥胖，如此形成一个恶性循环，这也是人减肥困难的原因。

但这与甲状腺有什么关系呢？众所周知，节食和低能量饮食会减缓新陈代谢。限制饮食和减肥可使T4和T3的分泌量减少，降低整体代谢速率。[11] 由此看来，瘦素抵抗至少在某种程度上与甲状腺激素的减少有关。因此，有瘦素抵抗的人采取"溜溜球"节食法或其他极端的节食法进行减肥，可能引发严重问题。

垂体、瘦素与反 T3 之间的关系

在BMI较高的女性中，甲状腺激素、瘦素和下丘脑–垂体轴之间的复杂相互作用发生了变化。通过考察脑垂体、瘦素与甲状腺之间的关系，研究人员发现，摄入高热量饮食的大鼠垂体内的脱碘酶活性降低了35%。通过上文我们已经了解到，脱碘酶负责T4向T3的转化。正如预测的那样，这些动物体内的反T3水平是正常饮食组的1.5倍！[12]

瘦素抵抗可提高反T3的水平，并能抑制甲状腺激素对新陈代谢的激活作用。上述机制会引起一系列连锁反应，进而影响人体的自然饥饿机制甚至甲状腺功能，进一步减缓人体的新陈代谢，形成一个恶性循环。

该研究认为，瘦素可能在下丘脑层面起作用，而下丘脑在大脑中负责调节甲状腺功能。多囊卵巢综合征患者的大脑本身会对瘦素产生抵抗。尽管脂肪细胞中储存的多余能量会被消耗，但甲状腺功能却因此减退。

甲状腺功能减退和桥本甲状腺炎的治疗方法

幸运的是，甲状腺疾病通常是可以治疗的。我们可根据甲状腺功能障碍的严重程度和诱因采用不同的治疗手段，如补充维生素、使用矿物质补充剂、甲状腺激素替代疗法等。

药物治疗

以下是甲状腺激素替代疗法常用的药物。

左旋甲状腺素

左旋甲状腺素是一种合成甲状腺激素，为处方药，化学成分与甲状腺激素分泌的T4相同，是治疗甲状腺功能减退的常用药物。左旋甲状腺素的初始剂量一般为每日25 μg，之后可逐渐加量。左旋甲状腺素产生的副作用包括颤抖、头痛、恶心、呕吐、腹泻、紧张、易怒、多汗、月经周期改变，以及暂时性脱发等。需要注意的是，为使甲状腺功能恢复正常，不同患者所需的剂量并不相同。由于T4主要起储备作用，服用左旋甲状腺素需要患者体内本身具备T4转化为T3的能力，否则效果甚微。左旋甲状腺素含乳糖，如果你对乳糖不耐受，需要选用其他替代药物。

干燥甲状腺激素制剂（干甲状腺片）

干燥甲状腺激素制剂是一种天然甲状腺激素粉剂，提取自猪的甲状腺，通常属于处方药。这种制剂已问世一个多世纪，至今已较少使用。干燥甲状腺激素制剂含两种形式的甲状腺激素，即T4和T3，二者的比例为4∶1。不同患者对服用该制剂的反应一般不同。有些患者感觉服用左旋甲状腺素效果较好，另一些则认为干燥甲状腺激素制剂的效果更好，但无论选用哪种甲状腺激素替代疗法，请务必提前咨询经验丰富的专家。

T3制剂

T3制剂是一种有效的甲状腺激素，化学成分与人体天然分泌的T3几乎相同。它能作用于人体，有效提高代谢速率，增强身体对化学物质（如肾上腺素）的敏感性。与T4制剂相比，T3制剂具有起效快、半衰期短的优势。有些医生会在T4疗法的基础上使用T3制剂，但T3制剂并非常用药，通常只有专业医生才会开具。

自然疗法

不少维生素和矿物质对甲状腺健康起着至关重要的作用。天然抗炎手段可以帮助人体抑制自身免疫反应。

碘

碘是对于甲状腺功能非常重要的营养素之一。过去缺碘现象仅在世界上土壤中缺碘的部分地区出现，但最近美国和加拿大等发达国家的民众也开始出现缺碘现象。据估计，全球有数亿人缺碘，这种现象可能一定程度上与工业化国家的大量食物为非本土供应有关。含碘丰富的食物包括海鲜、牛奶、鸡蛋等。总体来看，素食者更容易缺碘。食物中的含碘量，具体取决于土壤中的碘含量和食品供应途径。

发达国家的民众缺碘现象也可能是过量摄入溴化物所致。溴化物是农药、药物和阻燃剂中的一种成分，可与甲状腺中用来存储碘的受体竞争，从而抑制甲状腺分泌甲状腺激素。可以通过尿液检测确定体内的碘含量，以及溴化物是否阻碍甲状腺对碘的吸收。

缺碘会给多囊卵巢综合征患者带来严重问题，导致其甲状腺功能减退，进而影响生育能力。因此，保证足够的碘摄入量非常重要，建议每日至少摄入250 μg碘。孕妇用维生素产品中的碘含量通常不足。

有些临床医生使用高剂量碘治疗甲状腺功能减退，但我不建议患者擅自采用这种疗法，必须有经验丰富的医生进行指导。高剂量碘必须谨慎使用，且必须经过精确配制。为防止加重或引发甲状腺自身免疫反应，必须使碘、硒和其他矿物质的含量保持平衡。但补充碘在某些情况下是非常有效的，不少患者称，在补充碘之后，他们的症状得到了改善。对于大多数女性来说，每日摄入最多1 mg碘属于安全剂量，不会产生负面影响。表7-1列出了常见食物中的碘含量。

表 7-1　常见食物中的碘含量

食物	每份中的碘含量（μg）
海带，1 g	16~2984
烤鳕鱼，约85 g	99
加碘食盐，1/4茶匙	71
虾，约85 g	35
鸡蛋，1个（大）	24
香蕉，1根（中）	3
火鸡肉，约70 g	30
鸡肉，约70 g	11~13
牛肉，约70 g	11~14
青豌豆，1/2杯	3~4
黑白斑豆或芸豆，3/4杯	19~28

硒

硒是促进甲状腺健康的重要矿物质之一。缺硒是一种常见现象，因为各地区土壤中的硒含量差异较大。硒可促进T4转化为T3，对自身免疫性甲状腺疾病患者有益。硒能够阻止有害活性氧化物的产生，避免其对甲状腺细胞造成损害。自身免疫性甲状腺疾病患者补充硒可减少甲状腺抗体，改善甲状腺的结构。硒的推荐剂量为200~400 μg/d。虽然巴西坚果是硒的极佳来源，但不同种类坚果中硒的含量往往存在差异。建议自身免疫性甲状腺疾病患者补充硒，尤其是硒代蛋氨酸这种有机硒，它是一种非常有效的营养补充剂。

锌

在甲状腺内，锌是一种抗氧化剂，缺锌可引发甲状腺功能减退。锌可促进形成TSH，并促使T4向T3转化，提高游离T3的浓度。建议甲状腺功能减退患者每日服用15~30 mg锌。需要注意的是，长期补锌会导致体内铜含量失衡。因此，这两种矿物质通常需要搭配服用，锌与铜的比例一般为15∶1。此外，缺锌还可造成血清碱性磷酸酶的浓度降低。

南非醉茄

又称印度人参，是一种对甲状腺功能和肾上腺健康均有益的草药。研究表明，南非醉茄在某些情况下会轻微升高雄激素水平。我发现不少多囊卵巢综合征患者服用南非醉茄后，未出现任何副作用。因此，服用南非醉茄对雄激素水平不高的多囊卵巢综合征患者是有益的，尤其是在与其他药物搭配使用时。动物研究发现，南非醉茄可提高血清T4和T3的浓度。但目前，南非醉茄对多囊卵巢综合征患者的影响有待进一步研究验证。南非醉茄的推荐剂量为300~1000 mg/d。

印度没药

又称穆库尔没药，虽然这种提取物的名字很滑稽，但它对甲状腺健康非常有益，具有较长的药用史。有关动物的研究表明，印度没药能够刺激甲状腺。对于多囊卵巢综合征患者来说，印度没药还有一个好处——降低过高的胆固醇、改善代谢功能。印度没药中含有酮类固醇化合物，可促进甲状腺对碘的吸收。印度没药还可以提高T3与T4的比值，[13]其推荐剂量为每次125 mg，每日2次。

蓝旗鸢尾

又称变色鸢尾，是一种小型野生植物，19世纪曾用作淋巴系统药物。现在人们已经了解，蓝旗鸢尾是一种有益的消炎药，能够抑制桥本甲状腺炎患者的甲状腺肿大。蓝旗鸢尾的推荐剂量为750 mg/d。

毛喉鞘蕊花

又称鞘蕊花，薄荷科植物，主要产于印度、尼泊尔和泰国的山区。鞘蕊花能促进甲状腺细胞分泌T3和T4，作用与TSH非常相似。它能够促进甲状腺对碘的吸收，增加甲状腺激素的分泌量。此外，鞘蕊花还能增加环磷酸腺苷的分泌量。环磷酸腺苷可以促进代谢、降低血糖，对多数多囊卵巢综合征患者有益。鞘蕊花的推荐剂量为50 mg/d。

对于具有严重自身免疫性疾病的患者，如毒性弥漫性甲状腺肿或桥本甲状腺炎患者，建议接受肠道免疫治疗，详细内容请参阅第9章。

不同甲状腺疾病和多囊卵巢综合征患者的需求不尽相同。鉴于激素系统十分复杂，应仔细分析每位患者体内的激素水平，据此制订有助于激素平衡的最佳治疗方案。

第8章 第七步：营造健康环境

我们居住的地球不是从先人那里继承来的，而是从我们的子孙后代那里借来的。

——印第安谚语

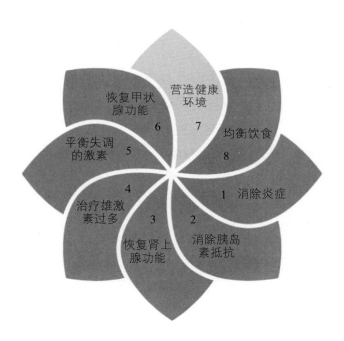

近年来，多囊卵巢综合征的患病人数在持续增长。多囊卵巢综合征发病率的上升与工业化导致的大量化学物质进入生活环境有关。世界上每周都有新的化学物质被合成，这些化学物质大部分属于持久性有机污染物（POPs）或半持久性有机污染物。遗憾的是，目前关于长期低剂量化学物质暴露对健康影响的研究不多。由于POP无法分解，所以它们会在食物链中累积，并长期存在于环境中。POP具有累加、协同效应，因此很难真正说清它们对人类健康会产生何种深远影响。由于这些化学物质具有类激素作用，所以人们对它们与多囊卵巢综合征的关系进行了大量研究，结果发现，POP的危害比我们想象的还要严重。

表观遗传和环境因素对多囊卵巢综合征的影响

已知的一个事实是，多囊卵巢综合征具有较强的遗传性。我们知道，有些血液标志物，如脂联素，常用以预测儿童多囊卵巢综合征的患病风险。所以，多囊卵巢综合征的症状早在青春期之前就已经出现了。虽然基因存在于细胞内，但它们随时可被各种因素激活。环境因素导致的基因激活称为表观遗传。研究认为，表观遗传在多囊卵巢综合征的世代进化中发挥着重要作用。

环境化学物质对激素的影响

如今，我们的环境已变得对生存极为不利，尤其是在激素方面。某些工农业化学物质可扰乱人体内分泌系统，这些化学物质通常被称为内分泌干扰物（EDC）。孕妇、婴儿和儿童是最容易受EDC影响的群体，因为EDC可为生长发育带来负面影响，甚至使发育过程发生永久性改变。

EDC可以改变激素的产生方式、激素与受体的结合方式及其相互作用方式。在人的一生中，激素会在人体组织中不断累积。随着时间的推移，EDC还会在环境中逐渐累积，其有害影响还会随之加剧，理应引起人们的关注。

研究认为，EDC危害是一种重大公共卫生危机，因为它们与多种疾病相关，其中包括多囊卵巢综合征。事实上，环境可能是决定多囊卵巢综合征顽固性及病情发展的重要因素。

BPA 及其对多囊卵巢综合征的影响

双酚 A（BPA）是备受研究人员关注的 EDC 之一，它是塑料产品中常见的化学物质，与多囊卵巢综合征的关系十分密切。BPA 是一种外源性雌激素，即功能类似雌激素的化学物质，可以激活或阻断身体各器官（如卵巢、子宫和大脑）中的雌激素受体。它是一种严重的环境公害物质，能够影响人的激素功能，并可在脂肪组织中累积，影响可长达数十年。

BPA 通常存在于婴儿奶瓶、水瓶、医疗器械、收据小票、食品金属罐、油漆及牙科材料中。食品金属罐的树脂涂层以及水瓶等塑料制品中的 BPA 会渗入我们的饮食中，甚至在母乳中也发现了 BPA。因此，BPA 暴露问题已十分严重。美国疾病控制与预防中心于 2003—2004 年进行的全国健康与营养调查发现，在 93% 的 6 岁及以上受试者提供的尿液样品中可以检测到 BPA。孕妇、婴儿和儿童最容易受 BPA 暴露的影响。超过 150 项同行评审研究发现，BPA 暴露将为健康带来负面影响，包括生育能力下降、卵巢器质性病变、乳腺癌、前列腺癌、儿童发育问题等。

BPA 暴露同样与多囊卵巢综合征相关。为了揭示这种化学物质对人体激素系统产生的影响，科学家们开展了相关研究。2015 年的一项研究发现，患多囊卵巢综合征女性体内的 BPA 水平高于未患多囊卵巢综合征的女性，而且 BPA 暴露与她们体内雄激素的过量程度也有关联。[1]

由于该项研究排除了肥胖等因素，因此可以认为，BPA 暴露与多囊卵巢综合征及其严重程度具有直接相关性。

另一项研究发现，多囊卵巢综合征患者体内的 BPA 水平与脂肪肝以及炎症标志物（如 C 反应蛋白和白细胞介素 –6）水平有关。[2]

BPA 可与人体内的雌激素和雄激素受体结合，影响激素的产生和卵巢内卵泡的发育。

可以想见，BPA 暴露也会对卵巢功能及结构产生影响。BPA 可刺激卵泡的膜细胞，使其产生雄激素，还会干扰雌激素的产生。此外，BPA还能降低酶的活性，影响酶降解睾酮，导致雄激素进一步累积。对于多囊卵巢综合征患者来说，高雄激素会抑制肝脏的BPA清除能力，形成"BPA在体内累积—内分泌紊乱—雄激素过多—BPA进一步累积"的恶性循环。

更糟糕的是，BPA暴露还会影响人体的脂肪组织。它会使脂肪细胞产生的脂联素减少，而脂联素是一种具有保护作用的抗炎细胞因子，缺乏这种细胞因子是导致多囊卵巢综合征的深层次原因。

最令人担忧的是，BPA暴露会改变胎儿发育过程中的基因表达。胎儿期BPA暴露产生的影响在青春期后才开始逐渐显现，这是BPA暴露成为多囊卵巢综合征的主要诱因却不为人所知的原因。青春期是激素开始发挥作用、激活人的生殖功能的关键时期。但对于多囊卵巢综合征患者来说，在基因和BPA的影响下，生殖功能的激活发生了根本性变化。青春期出现胰岛素抵抗是正常的，女性可借此储备脂肪，为生殖过程做准备。但不幸的是，在多囊卵巢综合征患者身上，胰岛素抵抗使卵巢出现过度分泌雄激素的倾向，并形成恶性循环。由于BPA暴露已造成潜在破坏，存在基因易感性的女性在青春期更容易形成与多囊卵巢综合征相似的激素调节机制，并在整个生殖过程中维持类似的激素水平，即胰岛素抵抗加剧、促黄体生成素及雄激素过多。

卵细胞在女性的胚胎期就已经存在于卵巢中了。因此，母亲妊娠期暴露在毒素（如BPA）环境中不仅会对发育中的胎儿造成影响，如果胎儿是女性，还会对胎儿的卵巢功能及其后代造成影响。是的，一次暴露足以影响两代人，这一点已被科学证实。

最近一项针对大鼠的研究发现，即使妊娠期低水平的BPA暴露也会导致后代患多囊卵巢综合征。[3]在胚胎发育的第8~15天，研究人员将大鼠暴露在BPA环境中，而胚胎发育的第8~15天正是性器官分化和生殖发育的关键时期。该研究还将妊娠期的大鼠暴露于其他EDC环境中，如邻苯二甲酸（塑料中含有此物）、杀虫剂和环境污染物二噁英，这些都是环境中普遍存在的化学物质。研究发现，仅一次暴露就可诱发多代大鼠患卵巢疾病。

即使是低剂量BPA暴露也会导致第二代大鼠卵巢出现永久性多囊卵巢综合征样病变，但最严重的病变出现在第三代大鼠身上，而且这些大鼠卵巢的雄激素水平升高。这仅仅是妊娠期一次BPA暴露的结果。可以想见，持续长期地暴露于BPA之下会对大鼠产生什么影响，又会对它的后代造成多大的累加影响。图8-1用颜色深浅展示了影响的严重程度。这不仅是现代女性面临的关键问题，也是后代女性（和男性，因为BPA暴露同样影响男性的生殖发育）面临的关键问题。虽然我们探讨的仅是BPA暴露造成的影响，但其他外源性雌激素和EDC也可能产生类似的作用。

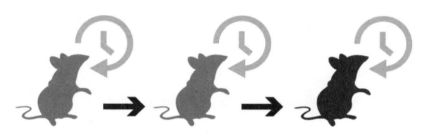

图 8-1　BPA 暴露对大鼠各世代的累加影响

外源性雌激素、持久性有机污染物和内分泌干扰物的常见来源

我们需要警惕以下化学品、塑料、护肤品和农药中的特殊成分。

化学品与塑料

· BPA

· 邻苯二甲酸盐（塑料中含有）

· 多溴联苯醚（建筑材料与家居中的阻燃剂）

· 多氯联苯（人工合成产品）

· 二噁英（工业污染物）

·高氯酸盐（存在于饮用水和大部分食物中）

·全氟化合物（用于制造不粘炊具，在人体留存时间极长，很难被生物降解）

·乙二醇醚（用于清洁产品）

·氯（常见于含氯漂白剂，氯与BPA化合物的形成有关，这种化合物可对内分泌产生强烈影响）

护肤品

·苯甲酸酯类

·4-甲基苄亚甲基樟脑和二苯甲酮（防晒霜）

·增塑剂（一般以邻苯二甲酸二乙酯的形式出现）

农药

·DDT（已被列为非法产品，但环境中仍然存在）

·莠去津

·有机磷农药

减少 EDC 暴露

尽管EDC无处不在，但我们还是有办法减少暴露的，可以采取的措施包括：在饮食和烹饪过程中避免使用塑料产品、谨慎选用美容产品和家用清洁剂等。具体措施如下。

塑料制品

·尽量避免使用塑料制品，可选择不锈钢、玻璃或陶瓷制品代替。

·切勿将盛有食物的塑料容器放入微波炉加热或以其他形式加热，因为塑料中的化学物质会渗入食物中。

- 避免使用保鲜膜，不要用其包裹食物加热。
- 避免使用塑料瓶，因为其中的BPA会随时间的推移逐渐渗出。
- 避免选用罐头食品，或者选用食品罐不含BPA的罐头。
- 不要将塑料水瓶放在阳光下暴晒。
- 杜绝儿童使用塑料吸管杯或塑料奶瓶，可以选择玻璃或不锈钢制品。

食物与烹饪

- 如果经济条件允许，尽量选择有机食品，尤其应避免选用"农药残留最高的12种果蔬"：草莓、菠菜、羽衣甘蓝、油桃、苹果、桃、葡萄、樱桃、梨、甜椒、芹菜和西红柿（根据2021年美国环境工作组发布的农产品农药残留指南）。
- 如果选用非有机蔬菜或水果，则应去皮。
- 尽量选用无激素、有机、草饲肉类。
- 选用本地有机应季食品，由于这些食品不需要长途运输保鲜，通常污染较小。
- 饮用经反渗透技术处理的水，因为这种技术可过滤掉大部分化学物质残留。
- 避免使用不粘锅，可选择陶瓷、铸铁、不锈钢或玻璃制品。

美容产品和家用化学品

- 避免使用含苯甲酸酯的化妆品。
- 避免使用含BHA（叔丁基羟基茴香醚）和BHT（2,6-二叔丁基对甲酚）的产品，二者常见于保湿霜等护理用品中。
- 尽量使用天然原料制成的肥皂和洗发水。
- 避免使用含邻苯二甲酸二丁酯的护甲产品。
- 通过美国环境工作组网站查看自己使用的美容产品是否具有潜在毒性。
- 避免使用经漂白的咖啡过滤器，因为这种过滤器可导致二噁英暴露，造成内分泌紊乱。

· 避免在花园或草坪中使用农药。

排毒

排毒有多种方式，例如选择只用枫糖浆、橄榄油和柠檬汁调味的饮食，饮用结肠排毒净化饮品，医院为危险化学品暴露的患者提供的排毒医疗手段等。但说实话，商店或网络上常见的许多市售排毒方案通常是由泻药、膳食纤维和限制性饮食方案构成的，起不到什么效果。

遗憾的是，由于缺乏科学有效性，"排毒"这个词现在常与许多非科学实践联系在一起。最有效的排毒工具其实在我们的体内——肾脏、肝脏、肠道和免疫系统。它们能够清除污染物、药物和许多其他影响人体健康的化学物质。人体时刻都处于排毒状态，而且排毒对于人类的生存至关重要。

市面上常见的排毒方案多宣称以某些手段将某些器官清洗干净，但这其实是无法实现的。而本书中的建议基于明确的证据，更加科学并具有说服力。例如，一些特定的营养物质和食物可以诱导肝脏排毒（分为两个阶段），从而提高肝脏代谢各种毒素的速度和效率。

我认为合理的排毒应该能够减少毒素暴露，增加可诱导排毒过程的食物和营养素，帮助人体系统地处理和消除有毒物质。在第一阶段，肝脏利用氧将毒素转化为水溶性（许多毒素最初是脂溶性的），从而有利于其被肾脏或肝脏排出。许多物质在经过第一阶段之后并未完全做好排出体外的准备，而是转化为一种对身体有害的中间形态。因此，需要将毒素转入第二阶段进行处理。在第二阶段，这些毒素与不同的化合物（如半胱氨酸、甘氨酸和蛋氨酸）结合，最终通过胆汁进入胆囊。

尽管人体器官能有效处理大部分毒素，但研究表明，我们生活中的毒素暴露量正在以惊人的速度增加，新毒素也在不断涌入环境。因此，由于毒素暴露增多或肝脏负担过重，许多人需要额外的排毒手段。在处理更多毒素的过程中，人体对参与处理毒素的营养素的需求也会增加。

最重要的是，由于毒素暴露更加频繁，我们每天都要保护自身组织免受毒素侵害。N–乙酰半胱氨酸具有双重作用，不仅有益于女性消除胰岛素抵抗和炎症，还有助于排毒。此外，喝足量的水、吃富含肝脏所需的辅助营养素的食物、摄入充足的膳食纤维以保证正常排便（毒素会从粪便中排出），都有助于排毒。

多囊卵巢综合征患者在采用新的营养方案时，可以将前2~4周视为排毒时间（具体时长取决于毒素暴露水平和饮食安排）。在此期间，你需要严格地将糖、乳制品等从饮食中清除。这不仅能使你的身体适应新的饮食习惯，还能帮你开启一种全新的生活方式。

期间你还可以为排毒提供一些辅助支持，具体包括以下方面。

· 避免摄入酒精、不必要的处方药以及农药含量较高的食物，因为它们都会给肝脏带来额外负担。

· 多喝水，防止身体脱水，保证肾脏代谢良好。

· 为第一阶段的排毒提供支持，如服用复合维生素B、维生素C和谷胱甘肽。为了增加谷胱甘肽在肝脏中的含量，可服用乳蓟[4]。

· 为第二阶段的排毒提供支持，如服用甘氨酸、N–乙酰半胱氨酸、姜黄素和B族维生素。[5]

· 食用富含硫的食物，如西蓝花、羽衣甘蓝、球芽甘蓝、洋葱和大蒜，以满足第二阶段的排毒需求。[6,7]

· 增加膳食纤维摄入量以保证正常排便，因为有毒化学物质需要通过胆囊进入肠道。多囊卵巢综合征患者的最佳膳食纤维来源是蔬菜，包括卷心菜、芹菜、西蓝花、散叶甘蓝、胡萝卜、南瓜、羽衣甘蓝、瑞士甜菜和白菜等，这些蔬菜富含不可溶性膳食纤维，有助于促进胆汁和胆固醇循环，形成规律的排便。

排毒是一个持续的过程，因为人体会不断暴露于毒素环境中。最好每天食用以上列出的食物和营养补充剂，确保为第一阶段和第二阶段的排毒提供足够的支持。这样我们身体的排毒系统才能更好地排出毒素，最大限度地减少有害化学物质的侵害。

EDC 是一类强大的化学物质，可以扰乱人体的激素信号。如果人（尤其是孕妇）长期暴露于这些化学物质中，多囊卵巢综合征相关的基因就会被激活。等到青春期激素开始活跃，多囊卵巢综合征的症状便显现出来，而且这可以持续影响好几代人。虽然我们很难改变EDC造成的影响，但意识到这一点至关重要，因为这种物质不仅在我们的环境中越积越多，在我们及后代的体内也会越积越多。

第9章 第八步：均衡饮食

不吃你曾祖母不认识的食物。

——迈克尔·波伦

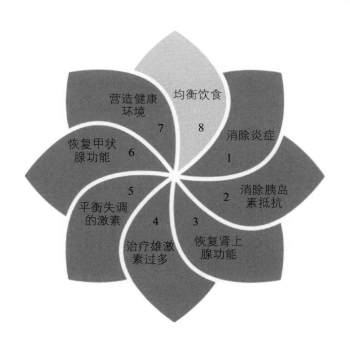

多年来，我与门诊的同事们针对多囊卵巢综合征患者尝试过多种类型的营养方案，从中领悟到一个道理：没有一种方案适用于所有患者。由前文对多囊卵巢综合征各种因素的介绍可知，个体情况各不相同，虽然我会在本书给出推荐的营养方案，但你还是需要根据实际情况做一些调整。有时知道自己"该吃什么"比"不该吃什么"更困难，所以我们首先介绍你需要摄入的食物、宏量营养素以及膳食结构，再告诉你应避免摄入哪些食物。

葡萄糖与胰岛素的重要性

虽然我们已经对胰岛素抵抗进行了详细介绍，但需要了解的是，胰岛素本身并不属于有害物质。胰岛素促进葡萄糖从血液中转出，帮助其进入细胞，为细胞提供能量。所以，胰岛素就像一把能打开"细胞锁"的钥匙。

胰岛素还能阻止葡萄糖从肝脏进入血液。所以，不要把胰岛素当作敌人，它是对人类生存十分重要的一种激素。但对于多囊卵巢综合征患者来说，胰岛素过量会使其激素问题恶化。

大量研究表明，胰岛素水平升高是遗传、肥胖和其他多种因素共同作用的结果。我们已经知道，体重增加会导致大量胰岛素分泌，从而产生胰岛素抵抗。虽然许多饮食文化鼓励进食大量碳水化合物，但某些人的体重依然正常甚至偏瘦。因为他们的饮食、生活方式和整体基因结构能够帮助他们维持健康身材。所以，碳水化合物本身并不存在问题。本书的主题是多囊卵巢综合征，而这种疾病需要特殊的营养物质支持。有些人天生就遗传了胰岛素抵抗，并且容易患2型糖尿病。对于这些人而言，摄入导致胰岛素水平升高的食物会使他们产生胰岛素抵抗。多囊卵巢综合征患者也会产生胰岛素抵抗，而高水平胰岛素会为卵巢带来更大负担，使其产生睾酮，从而对排卵和激素周期正常运转造成障碍。当某个人的胰岛素水平较高时（如胰岛素抵抗型多囊卵巢综合征患者），我们最好不要再火上浇油。

首先，我要介绍几个重要的概念：升糖指数、血糖负荷和食物胰岛素指数。然后我会引入一个新概念，希望基于这个新概念提供一种新方法，以提高多囊卵巢综合征患者的胰岛素敏感性。

碳水化合物与升糖指数

鉴于多囊卵巢综合征与胰岛素抵抗、糖尿病密切相关，因此碳水化合物是一个备受关注的话题。我们经常听到这样的建议——"应该限制碳水化合物的摄入，以降低饮食的升糖指数"。这对于很多女性而言是正确的，但由于人类在胰岛素及其在人体中发挥的作用方面取得了新发现，现在我们对胰岛素已经有了足够的认识，有必要去了解一些其他因素。

升糖指数是食物在血液中分解成糖的速度的标志，它指的是含50 g碳水化合物的食物相对于50 g葡萄糖，在两小时内对血糖产生影响的对比。二者的比值越接近100，说明该食物越接近于纯糖。因此，升糖指数是为多囊卵巢综合征患者制订健康饮食方案的重要参考标准。

虽然升糖指数已广泛应用于制订饮食方案，但我认为在为多囊卵巢综合征患者制订最佳饮食方案时，还应考虑其他因素。升糖指数只能反映摄入碳水化合物导致的血糖升高，并没有考虑其他营养物质对代谢的影响，尤其是胰岛素的影响，而胰岛素显然是与多囊卵巢综合征相关的重要因素。

虽然人们普遍认为，只有碳水化合物才会促进胰岛素分泌。但事实上，蛋白质也会导致人体分泌大量的胰岛素，而升糖指数无法衡量这一部分。升糖指数的另外一个不足之处在于，它是基于含50 g碳水化合物的食物的测定值。但对于不同的食物来说，含50 g碳水化合物的食物体积差距可能很大。

血糖负荷等于摄入食物的质量乘以该食物的升糖指数。如西瓜的升糖指数较低，而软心豆粒糖的升糖指数较高。因此，即使吃少量的软心豆粒糖也能使你的血糖大幅提升，但需要吃大量的西瓜才能使血糖升到同等水平。了解这一概念很重要，因为即使是一种升糖指数适中的食物，如果大量摄入，仍会增加身体处理碳水化合物的负荷。虽然了解血糖负荷有助于为多囊卵巢综合征患者制订营养方案，但它仍具有一定的局限性，因为并未体现出每种食物促进胰岛素的程度。对于多囊卵巢综合征患者来说，胰岛素才是最重要的。

饱腹指数

除了上述指标以外，还有一个问题需要考虑：有些食物比其他食物更容易填饱肚子。这看起来与胰岛素和血糖没什么关系。20世纪90年代中期，苏珊娜·霍尔特博士提出了"饱腹指数"（Satiety Index）的概念，通过测试人从不同食物中摄入相同的热量后产生的饱腹感，得出哪些食物更能抵抗饥饿。饱腹指数不涉及营养成分，只衡量食物让人感到饱腹的程度。因此，这个指标对尝试减肥或希望巩固减肥成果的人来说非常有帮助。提高食物饱腹指数的因素包括水分、膳食纤维和蛋白质。有趣的是，土豆虽然是升糖指数较高的食物，但它在饱腹指数排名中竟然排在前列。

饱腹指数也具有局限性，例如，它只测试了38种食物。如果你经常关注营养学知识，就会发现有个类似的指数——饱足感指数（Fullness Factor）。该指数根据食物的营养成分计算饱足程度，即根据每种食物每单位热量产生的饱足感对食物进行评分，总体上较为准确。

饱足感指数的另一个优势是，可以自由搭配混合餐，并根据它计算出全餐的整体饱足感指数。我很喜欢这个指数，它特别适用于想减肥的女性，因为吃得饱会使减肥容易很多。

食物胰岛素指数与胰岛素计数法

胰岛素指数概念由澳大利亚悉尼大学的糖尿病研究人员于1997年提出，这些研究人员全部为全球顶级的升糖指数专家，也是糖尿病领域杰出的研究者，其中包括著名的珍妮·布兰德·米勒博士。

研究人员首先让健康的志愿者测试了38种食物，研究这些食物能在多大程度上提高血液中的胰岛素水平。他们发现，使血糖升高明显的食物（升糖指数高的食物）也会提高血液中的胰岛素水平，[1]他们把该指数命名为食物胰岛素指数（FII）。该指数与升糖指数相似，但它测试的不是食用某种食物之后的血糖反应，而是身体会分泌多少胰岛素。

由于血糖升高可导致胰腺分泌胰岛素，所以升糖指数高的食物，其胰岛素指数通常也高。悉尼大学的研究人员还发现一个非常有趣的现象：富含蛋白质的食物能够增强胰岛素反应。而且相较于血糖对胰岛素的影响，蛋白质对胰岛素的影响要大得多。我们都知道蛋白质的升糖指数很低，所以这个现象很有趣——它们竟然能刺激胰岛素的释放！这些发现有可能改变糖尿病的临床治疗方案。

首先我们要明确一点，多囊卵巢综合征与糖尿病不同，前者是一种胰岛素抵抗型疾病，而非高血糖症。所以，虽然我们确实希望控制血糖，但控制胰岛素抵抗才是重中之重，这也是为什么这个新指数虽然为糖尿病患者带来了巨大希望，但实际上基于它可能制订出更适用于多囊卵巢综合征患者的方案。

2011年，经过FII检测的食品达到了120种。[2]2014年，基尔斯汀·贝尔发表了一篇优秀的博士论文，题目为《食物胰岛素指数在糖尿病方面的临床应用》，这篇论文中新增了26种食物，并在临床实践中对FII进行了检验，得出了振奋人心的结果。使用FII甚至比当前的黄金标准——碳水化合物计数法能更好地控制糖尿病。她还详细阐述了一个可以应用于临床的新指标，并将其命名为食物胰岛素需求量（FID）。FID对特定食物的胰岛素反应进行了测试，同时考虑了食物的FII（也是最重要的）和从食物中摄入的能量。表9-1列出了常见食物的饱腹指数。

表 9-1　常见食物的饱腹指数

食物	饱腹指数
骨头汤（估计值）	350%+
无淀粉蔬菜（估计值）	350%+
土豆（煮熟）	323%
鱼肉/鸡肉（估计值）	225%
橙子	202%
苹果	197%
牛肉	176%
葡萄	162%
鸡蛋	150%
白米	138%
糙米	132%
白面意面	119%
香蕉	118%
白面面包	100%
薯条	91%
酸奶	88%
花生	84%
巧克力棒	70%
羊角面包	47%

　　注：将白面面包的饱腹指数设为100%，其他食物相对于白面面包的比值即为其饱腹指数。饱腹指数越高，说明相同热量的食物越能令人吃饱。

　　虽然未经本研究直接检测，但使用了其他无法与本研究进行直接比较的指标进行了检测。无淀粉蔬菜的饱腹指数很高，每卡路里产生的饱腹感高得惊人，因此理应位居榜单前列。

　　（来源：Holt SH, Miller JC, Petocz P, Farmakalidis E. A satiety index of common foods.Eur J Clin Nutr,1995;49(9):675-690.）

你可以将FID作为反映食物对胰岛素影响的最佳指标，因为它涵盖了大量的营养物质，而不仅是碳水化合物。最重要的是，FID能够揭示进食后胰岛素水平的升高情况，这一点正是大多数患者最关注的。另外，FID可以计算出人体从可使胰岛素升高的食物中摄取了多少能量。在我看来，FID是反映饮食对人体内胰岛素水平影响的较为权威的指标。

由于胰岛素指数是基于热量为239卡路里的给定食物得出的，因此FID很容易使用下列公式进行计算：FID=卡路里 × 食物的FII÷239卡路里。但需要说明的是，蛋白质会提高胰岛素水平并不意味着你要禁食蛋白质。

胰岛素的作用之一是促进氨基酸转运到人体的肌肉组织，所以富含蛋白质的食物可以提升胰岛素水平，但蛋白质并不会像碳水化合物那样使血糖水平升高。高蛋白食物的胰岛素指数高，但其升糖指数低。

胰高血糖素

食用高蛋白食物时胰高血糖素就派上用场了。当血糖降低时，胰高血糖素会指示肝脏向血液释放葡萄糖，从而维持血糖水平稳定。当你食用高蛋白食物时，身体会同时产生胰岛素和胰高血糖素。但当你食用高碳水化合物食物时，身体只会产生胰岛素。

胰高血糖素确实能增加饱腹感，这或许能在一定程度上解释高蛋白饮食对减肥的好处。胰高血糖素还能在人摄入蛋白质后保持血糖稳定，这是有益的作用。另外，亮氨酸可作用于大脑中的特殊化合物，即雷帕霉素机制性靶点（mTOR）和腺苷酸活化蛋白激酶（AMPK），二者是细胞感知能量的因子，该因子对高蛋白饮食在改善减肥效果、提升肌肉质量和减少脂肪等方面发挥的作用非常重要。

因此，总体而言，摄入蛋白质是有益的。但只要条件允许，还是应尽量多吃FID较低的蛋白质。例如，牛肉的FID比鸡肉高得多。FID的高低与蛋白质的特定氨基酸组成有关。

表9-2中所示指标是基于239卡路里食物进行计算的。但同样是239卡路里的热量，花椰菜等蔬菜的分量要比大多数食物都大得多。这也是为什么选择食物时，食物的胰岛素需求量是衡量食物对胰岛素水平影响的更准确指标，因为它不仅考虑了食物提升胰岛素水平的能力，也考虑了食物的摄入量。

表 9-2　部分常见食物的胰岛素指数与胰岛素需求量

食物	239卡路里（1000 kJ）食物的胰岛素指数	分量	一般分量下的胰岛素需求量
蛋白质类			
烤鸡	17	130 g	20
烤瘦牛排	37	130 g	30
烤羊肉	21	130 g	20
鳕鱼	43	130 g	17
油浸金枪鱼，沥干	16	80 g	9
煎蛋	23	2个，大（100 g）	14
虾	21	7只（98 g）	9
培根	9	2片（72 g）	6
菜豆	23	1/4杯	11
乳清蛋白粉（估计值）	139	28 g	59
脂肪类			
核桃	5	1/4杯	4
花生	15	1/4杯	12
花生酱	11	1茶匙	4
橄榄油	3	1茶匙	2
鳄梨	4	1/4个（50 g）	2

食物	239卡路里（1000 kJ）食物的胰岛素指数	分量	一般分量下的胰岛素需求量
高碳水化合物类			
煮土豆	88	1个，中（150 g）	36
白米（估计值）	53	1杯	46
全麦意面	29	1杯	20
糙米	45	1杯	49
冬南瓜	77	1杯（205 g）	37
白面面包	73	2片	52
甘薯	96	1个，小（120 g）	37
烤薄饼	110	1~100 g	83
低脂蓝莓松饼	69	1块，大（170 g）	116
水果类			
香蕉	59	1根，中（118 g）	25
葡萄	60	12颗（120 g）	18
橙子	44	1个，中（230 g）	11
苹果*	43	1个，中（140 g）	15
蜜瓜*	93	1片（125 g）	16
桃子*	39	1个，中（150 g）	10
乳制品类			
低脂水果酸奶	84	175 g	57
原味酸奶	46	175 g	38
脱脂牛奶	60	250 ml	21
切达干酪	—	1片（25 g）	14
低脂农家干酪	—	1杯（240 g）	42

食物	239卡路里（1000 kJ）食物的胰岛素指数	分量	一般分量下的胰岛素需求量
蔬菜类			
青豌豆（蒸熟）	18	1杯	16
西蓝花（蒸熟）	29	1杯	3
花椰菜（蒸熟）	48	1杯	6
胡萝卜（蒸熟）	44	1杯	9

＊只计算可食用部分

（上述值或估计值来源：Nilsson M.,Stenberg M.,Frid A.H.,Holst J.J.,Bjorck I.M. 2004. "Glycemia and Insulinemia in Healthy Subjects after Lactose–Equivalent Meals of Milk and Other Food Proteins:The Role of Plasma Amino Acids and Incretins." American Journal of Clinical Nutrition.80(5):1246–1253. ）

为了降低难度，现提供一个简化版的"胰岛素计数法"。这一方法综合参考了胰岛素指数与食物胰岛素需求量，用胰岛素计数法可以更容易地计算出常见食物在相应摄入量下产生的胰岛素。

到目前为止，仅有部分食品经过了FII检测，所以表9-3中列出的某些指数是基于其他类似食品或独立成分得出的近似值，你也可以添加多种食物成分，计算自己的胰岛素指数。随着越来越多的食物被纳入FII检测，我们会对表中的数值进行调整，使其更加精确。

表9-3　多囊卵巢综合征患者推荐食物的胰岛素指数

食物	分量	胰岛素指数
蛋白质类		
烤鸡肉	130 g	20
瘦牛排	130 g	30
白鱼肉	130 g	17
扁豆、鹰嘴豆、鹰嘴豆泥	130 g	11（估计值）

食物	分量	胰岛素指数
鸡蛋	2个，大	14
虾	7只（98 g）	9
培根	2片	6
羊肉或猪肉	130 g	20
乳清蛋白粉	25 g	53（估计值）
素食蛋白粉	25 g	32（估计值）
油脂类		
坚果	约30 g	4（估计值）
橄榄油	1茶匙	2（估计值）
鳄梨	1/2个，中（70 g）	3
坚果酱	1茶匙	5（估计值）
高碳水化合物类		
煮土豆	1个，中（150 g）	36
白米	1杯	46
全藜麦面条	1杯	20
糙米	1杯	49
南瓜	1杯（205 g）	37
杏仁粉松饼	1块，小	10（估计值）
水果类		
香蕉	1根，中	25
葡萄	1杯	15
橙子或柑橘	1个，中	11
苹果或梨	1个，中	15
瓜类	1杯	23

食物	分量	胰岛素指数
桃子	1个，中	10
浆果	1杯	2（估计值）
乳制品替代品类		
不加糖杏仁奶或腰果奶	1杯	<2（估计值）
不加糖椰奶	1杯	<3（估计值）
蔬菜类		
蒸西蓝花或花椰菜	1杯	4
胡萝卜	1杯	9
青豌豆	1杯	18
其他无淀粉生蔬菜或蒸蔬菜	1杯	2（估计值）

（来源：根据 Bao et al.,2011;Holt,Miller,and Petocz,1997;and K.Bell 1968.的研究成果估算）

生蔬菜胰岛素指数低，还具有较高的饱腹指数。因此，你可以每餐多加点蔬菜沙拉抵抗饥饿。

你可能已经注意到，蛋白粉的胰岛素指数较高，特别是乳清蛋白粉，因为乳清中含有大量的支链氨基酸。这些氨基酸能够轻松、快速地进入血液。摄入蛋白粉的最佳时机是锻炼后，尤其是负重锻炼后。因为此时体内高水平的胰岛素会驱动氨基酸进入肌肉细胞，以构建和修复人体组织。可以在运动后同时摄入淀粉（如烤甘薯块）和蛋白粉。

该吃与不该吃的食物

接下来我们介绍如何选择食物——哪些食物对多囊卵巢综合征患者有益，哪些食物应避免食用。

该吃的食物

即使你患有多囊卵巢综合征，仍然有很多健康的食品可供选择。本节列出的所有食物，你都可以放心地加入食谱。

蔬菜

我们吃的绝大多数食物都是植物性食物。植物性食物富含多种营养物质，包括维生素、矿物质、膳食纤维等，这些物质对当前困扰人类的绝大多数疾病都有预防作用。更重要的是，大量研究证实，它们不仅能预防2型糖尿病、心血管疾病和癌症，还可以改善代谢。因此，为了保持身体健康，你应该多吃有色蔬菜，尤其是无淀粉蔬菜。

无淀粉蔬菜

大多数无淀粉蔬菜都是安全的，你可以每天食用这种蔬菜，它们富含膳食纤维、多种维生素和矿物质，而且具有较高的饱腹指数和较低的胰岛素或升糖指数。每餐坚持吃半盘蔬菜是非常好的习惯。以下是一些常见的无淀粉蔬菜。

· 适合生食的绿叶蔬菜，包括生菜、蒲公英叶、芝麻菜、羽衣甘蓝苗等

· 熟绿叶蔬菜，包括唐莴苣、羽衣甘蓝、菠菜、散叶甘蓝等

· 球芽甘蓝、西蓝花、白菜、卷心菜、花椰菜

· 胡萝卜

· 四季豆

· 各种蘑菇

· 苜蓿芽、绿豆芽、西蓝花芽

· 洋蓟

· 甜椒

· 茄子

- 海苔、裙带菜
- 黄瓜
- 芹菜
- 洋葱、大蒜

淀粉类蔬菜

实施锻炼计划时，人体需要更多的碳水化合物为运动提供能量。与谷物相比，淀粉类蔬菜是更好的选择，因为它们不含抑制营养物质吸收的某些成分，如植酸。

淀粉类蔬菜比无淀粉蔬菜的升糖指数高，含有更多的碳水化合物，因此不可大量摄入。为了简化做饭步骤，我经常把一周内用到的淀粉类蔬菜提前切碎冷冻，再根据需要取用。常见的淀粉类蔬菜主要包括：

- 欧洲防风草，这些"白萝卜"是营养丰富的碳水化合物来源，可以使用烤箱烤出美味的防风草"薯条"。
- 南瓜类蔬菜，包括小青南瓜、冬南瓜、意面瓜等，这些南瓜升糖指数低，富含膳食纤维、维生素和矿物质。
- 甘薯是著名的健康淀粉类蔬菜，美味且易于消化，富含膳食纤维和营养素。虽然甘薯的胰岛素指数较高，但它的饱腹指数也很高。
- 土豆，易于消化，营养丰富。在饱腹指数方面，土豆的得分最高。所以，作为均衡饮食的一部分，偶尔吃土豆并无大碍。
- 甜菜，营养丰富，是碳水化合物的极佳来源，可以将甜菜添加到冰沙中，或烤熟作为晚餐的配菜食用。甜菜富含抗氧化剂、维生素、矿物质，以及身体所需的能量。

水果

水果是膳食纤维、维生素和矿物质的极佳来源，而且能够即时食用，也是多囊卵巢综合征患者饮食中应包含的碳水化合物的主要来源之一。由于水果中含有大量天然糖分，所以最好选择含糖量较低的品类。

含糖量较低的水果主要有：

· 鳄梨 *

· 番茄 *

· 柠檬或酸橙

· 树莓

· 黑莓

· 蓝莓

· 草莓

· 蔓越莓

· 食用大黄

· 木瓜

· 葡萄柚

* 虽然这些并非水果，但它们的胰岛素指数极低，且适合生食，因此列举在这里，推荐经常食用。

含糖量适中的水果主要有：

· 甜瓜

· 杏子

· 苹果

· 橙子

· 梨

· 猕猴桃

· 李子

· 菠萝

含糖量较高的水果主要有：

· 樱桃

- 芒果

- 枣

- 无花果

- 葡萄

- 石榴

- 香蕉 *

* 熟香蕉。如果未熟，香蕉中的糖分较少。

油脂

油脂是健康饮食的重要组成部分。20世纪末至21世纪初属于低脂饮食时代，当时的研究认为，脂肪是有害的。但最近这一观点被彻底颠覆，脂肪并非对人体有害，关键是区分脂肪的种类。

植物油需要仔细挑选，因为植物油的主要成分为不饱和脂肪酸，而不饱和脂肪酸的双键极为脆弱、敏感、易分解。不饱和脂肪酸主要分为两种：多不饱和脂肪酸和单不饱和脂肪酸。顾名思义，多不饱和脂肪酸中有多个双键，而单不饱和脂肪酸中只有一个双键。由于这些键特别脆弱，所以多不饱和脂肪酸容易被破坏，必须小心地加工处理。我们都知道，多不饱和脂肪酸（尤其是 ω-3 脂肪酸）对人体有益。

主要问题是，我们摄入的绝大多数多不饱和脂肪酸都已经过深加工。在深加工过程中，这些脂肪酸会暴露在光、热和化学物质条件下，导致其中化学键的位置发生改变，使多不饱和脂肪酸转化为有害脂肪。

问题较大的植物油有菜籽油、葵花籽油、玉米油、红花籽油和棉籽油，这些油都是工业化产品，是使用化学溶剂从种子中提炼出来的。经过化学处理和加热，其有益成分已损失大部分。此外，我们在使用这些油烹饪食物时，会加热到较高的温度，从而使其毒性进一步增强。

这些油的另一个缺点是含有大量的 ω-6 脂肪酸，过量的 ω-6 脂肪酸会使炎症增多。而且由于许多食物中都含有 ω-6 脂肪酸，因此很难在饮食中控制它们的摄入量。

同样重要的是，人体细胞也含有脂肪酸。多不饱和脂肪酸对细胞膜有益，饱和脂肪酸同样如此，这两种脂肪酸共同作用，使细胞膜具有流动性，而细胞膜流动性关系到所有细胞的功能。但如果暴露在高温或氧气中，多不饱和脂肪酸会转化为过氧化脂质，从而对细胞膜和细胞内的DNA造成破坏。过氧化脂质还会破坏细胞膜上的磷脂，并最终穿透细胞，使自由基进入细胞造成破坏。

众所周知，除过氧化脂质之外，反式脂肪酸也不属于健康脂肪，它们与多种疾病相关，包括心血管疾病和癌症。而植物油中也含有反式脂肪酸。研究发现，许多常用植物油中都含有反式脂肪酸，这可能与其加工方式有关。自然界不存在反式脂肪酸，它们是食用油加工过程的产物。一旦进入细胞，反式脂肪酸会引发各种功能障碍。

质量较好的植物油包括鳄梨油、特级初榨橄榄油和椰子油。鳄梨油和特级初榨橄榄油含有单不饱和脂肪酸，比多不饱和脂肪酸更加稳定，因此这两种油在低温烹饪时十分稳定。大量研究证明，这几种油对健康非常有益，尤其是橄榄油。

特级初榨椰子油是高温烹饪用油的最佳选择。由于含饱和脂肪酸，因此特级初榨椰子油在加热和存储时极为稳定。如果你不喜欢椰子味太浓，可以选用有机冷榨椰子油，在大多数有机食品店都可以买到。虽然有机冷榨椰子油的健康功效不及特级初榨椰子油，但也是不错的选择。

澄清黄油又称酥油，是适合高温烹饪的一种油。尤其是提取自草饲奶牛的牛奶的有机酥油，具有多种健康功效。酥油中含有一种名为丁酸盐的化合物，对肠道健康有益。由于大部分牛奶固形物已在酥油的加工过程中被去除，因此酥油不会像其他乳制品一样导致胰岛素抵抗。

但考虑到激素一般集中在乳制品的脂肪部分，因此请尽量选择有机酥油，且不要过量食用。

虽然鳄梨是一种水果，但由于它含有丰富的脂肪，因此我把它划归为油脂。每餐加入1/4个鳄梨，不仅能使你的饱腹感更加持久，还能提供丰富的营养。

肉类

肉类包括鱼肉、家禽肉等，它们是多囊卵巢综合征患者蛋白质和微量元素的极佳来源。除蛋白质之外，肉类还含多种维生素、矿物质和 ω-3 脂肪酸，因此可提供丰富的营养物质。如果经济条件允许，请选择有机肉类，特别是放养动物或草饲动物的肉，因为这些肉的营养成分更加丰富，且毒素含量更低。

鱼肉

由于毒素问题，鱼类最近在食物中的名声不佳，但它们确实是上好的营养来源。与所有蛋白质一样，尽管鱼肉会在一定程度上提高胰岛素水平，但它同样具有较高的营养价值，因此应该将鱼肉纳入多囊卵巢综合征患者的饮食清单。鱼肉富含 ω-3 脂肪酸、蛋白质、维生素 A、维生素 D 和镁，是补充优质蛋白质的极佳来源。鱼肉中主要含两种污染物：汞和多氯联苯。但只要选择安全的产地来源，食用鱼肉的益处远大于污染带来的风险。

汞是对人体毒性较大的金属之一。因此，选择鱼类时应考虑汞含量问题。大型掠食性鱼类体内的汞含量一般较高。由于鱼体内通常含汞，当大鱼吃小鱼时，汞便累积在大鱼体内。汞主要来自工业污染，因此，在有人居住的海岸或淡水附近捕捞的鱼类，更容易受到汞的污染。

汞含量较高的水产品包括：

· 鲨鱼

· 剑鱼

· 马林鱼

· 金枪鱼

· 鲭鱼

· 石斑鱼

汞含量较低的水产品包括：

- 野生阿拉斯加三文鱼

- 沙丁鱼

- 凤尾鱼

- 大西洋鳕鱼

- 大西洋鲭鱼

- 虾

- 鲶鱼

- 螃蟹

- 鳌虾

- 贻贝

- 红鲑

- 长鳍、黄鳍金枪鱼

许多人想知道养殖三文鱼与野生三文鱼的区别。我的建议是，如果能买得到，野生阿拉斯加三文鱼或红鲑是最好的选择。野生三文鱼的脂肪酸含量比养殖三文鱼高，而且养殖三文鱼的最大问题在于，其体内多氯联苯的含量较高。[3]

如果你的经济条件允许，野生阿拉斯加三文鱼肉是最佳选择。还可以选择购买罐装三文鱼，大多数罐装三文鱼的原料都是野生阿拉斯加三文鱼或红鲑，所以它们是健康、实惠的选择。可以偶尔食用养殖三文鱼，比如外出就餐或去朋友家吃饭时。如果你处于孕期或哺乳期，或者正在备孕，建议不要食用养殖三文鱼。

除了汞，鱼体内的多氯联苯和其他污染物含量也可能存在较大差异，具体取决于鱼的产地。育龄妇女尤其应该注意多氯联苯问题，因为它会影响胎儿的发育。此外，多氯联苯在儿童体内含量的增加可导致儿童发育问题。生活在工业区附近的底栖鱼类，其体内的多氯联苯含量最高，包括野生条纹鲈鱼、鲭鱼、美洲鳗鲡和海鳟。

家禽肉

家养鸡肉、火鸡肉和其他家禽肉是多囊卵巢综合征患者可选择的优质蛋白质来源。家禽肉富含烟酸、硒和维生素B_6。考虑到毒性问题，如果条件允许，最好从养殖户处直接购买放养的家禽肉。此外，有机家禽肉也是不错的选择。如果你只能买到一般家禽肉，应在烹饪前去掉其中的脂肪。总体而言，作为高蛋白食品，家禽肉的胰岛素指数较低，饱腹感较强。因此，家禽肉对有严重胰岛素抵抗又希望减肥的人有益。如果你买了烤鸡，记得一定要把鸡骨留下，做成骨头汤。骨头汤营养丰富，具有修复肠道的功效，制作方法请参阅附录食谱。

可以使用各种骨头制作骨头汤。许多女性发现，骨头汤是早餐的绝佳补充，可以开启营养、美味的一天，有些女性晚餐时也会喝一些骨头汤。骨头汤具有较高的饱腹指数，虽然它的能量密度低，但营养极为丰富。由于骨头汤通常要与草药或蔬菜一起慢炖几个小时，所以还含有多种维生素和矿物质。经长时间熬制的骨头汤中富含脯氨酸和甘氨酸等氨基酸，其中甘氨酸对健康尤其有益，因为它可以调节血糖和胰岛素水平，还是细胞内主要抗氧化剂谷胱甘肽的组成氨基酸。

红肉

牛肉、羊肉和猪肉都属于红肉，是营养价值较高的食品。红肉含有大量的蛋白质和丰富的多种其它营养物质，包括B族维生素、铁、锌、硒、铜、钾等。牛肉和羊肉是锌、B族维生素和铁的最佳来源。

对于多囊卵巢综合征患者而言，肉类是很好的选择。由于胰岛素指数较高，所以牛肉位于红肉推荐列表的最后一位。红肉应按量摄取，如果按照胰岛素计数法进行计算，红肉的摄入量应该比家禽肉更少。多囊卵巢综合征患者面临的另一个问题是，红肉和乳制品都含雌激素，因此应适量食用。[4]

红肉应避免高温烹饪，因为高温加热的红肉被食用后，经过人体肠道菌群的发酵可产生致癌物，这些致癌物包括杂环胺和多环芳烃，所以红肉应小火烹饪。

食用牛肉时，请选择草饲有机牛肉，因为这种肉不仅含有害化学物质较少，还能提供更多的营养物质。由于以草为食，这些动物肉的成分与谷饲肉有很大的不同。草饲肉类含有更丰富的 ω–3 脂肪酸和微量元素，如维生素 E、锌和类胡萝卜素。[5,6]另一种受欢迎的红肉是野牛肉，它是普通牛肉的天然替代品，而且市场供应也日趋丰富。

不幸的是，在北美的畜牧养殖业中，人们经常使用合成激素促进动物的生长。在美国，重组牛生长激素可导致奶牛体内生长激素 IGF–1 的水平升高。有研究发现，IGF–1 水平升高可增加乳腺癌、结肠癌和前列腺癌的患病风险。[7,8,9] 此外，摄入重组牛生长激素的奶牛更容易感染乳房炎，从而需要摄入更多的抗生素进行治疗。

另一个需要考虑的因素是，大多数现代饲养场的卫生条件不足，因此需要经常给动物使用低剂量抗生素防止感染。此外，一些饲养场还使用抗生素加快动物的生长速度。约翰斯·霍普金斯大学的一项调查发现，市售抗生素的80%都是用于畜禽的。[10]

农药残留也会在动物组织中累积。二噁英是备受关注的环境毒素之一，与癌症、生殖问题、心血管疾病和糖尿病相关。据了解，人类接触的二噁英约有90%来自动物脂肪、鱼类和贝类。

本地养殖户是购买肉类的一个可靠来源，因为你可以询问他们养殖的方式。不少遵守道德规范的有机牧场会在网站上公示相关养殖信息。通过当地农贸市场也可以买到养殖户提供的优质肉类，许多小牧场也允许批量购买，还可以通过社区支持农业模式订购，你只需每个季度向养殖户预付一次费用，便会定期（如每两周或每月一次）收到牧场送来的新鲜肉类，也可以预订有机农产品。所以如果你需要常年订购物美价廉的优质食品，并扶持本地农户，这种方式是一个不错的选择。

对于肉类的选择加工，需要注意以下几点。

· 请选择草饲牛肉、放养猪肉、有机或放养鸡肉。最好从遵守养殖规范的优秀养殖户处购买。

· 如果你无法买到有机或草饲肉类，尽量选择瘦肉，去掉所有可见的脂肪。

· 由于肉类中的大部分污染物集中于脂肪，因此去除脂肪可以减少毒素摄入。

· 在烧烤之前，应先去除肉中的脂肪，以减少致癌物多环芳烃的形成。

· 不要用高温烤或烹饪红肉，以减少多环芳烃的形成。

· 可用迷迭香或柠檬汁腌肉，以减少致癌物的形成。

鸡蛋

鸡蛋是我最爱向多囊卵巢综合征患者推荐的食物之一，它富含多种营养成分，如叶酸、维生素A、维生素B_2、维生素B_{12}、胆碱、硒等。此外，鸡蛋还含有大量的蛋白质和少量热量，能产生较强的饱腹感。午餐或早餐吃1~2个煮鸡蛋是很好的选择。而且用优质饲料喂养的鸡，如放养鸡产的蛋及有机鸡蛋都含有丰富的脂肪酸，营养价值较高。

关于鸡蛋中的胆固醇，经常有人问我相关的问题，因为多囊卵巢综合征患者出现高胆固醇问题的风险较大，因此胆固醇是她们关注的一个重点。我的观点是，吃鸡蛋不会使胆固醇升高，除非你患有罕见的家族性高胆固醇血症。肝脏能利用摄入的食物合成胆固醇。当人摄入鸡蛋时，肝脏合成的胆固醇并不会比平时多。对一小部分人来说，食用鸡蛋会使其总胆固醇和低密度脂蛋白（LDL）胆固醇的水平升高。但对于大部分人而言，食用鸡蛋只会提高对身体有益的高密度脂蛋白（HDL）胆固醇的水平。此外，鸡蛋会增加大分子LDL水平，大分子LDL属于LDL胆固醇的一个亚型，但与心脏病关系最为密切的是小而密的LDL。如果你采取了本章提供的饮食建议，即使经常食用鸡蛋，胆固醇水平也会得到改善，饮食和锻炼才是决定胆固醇水平的关键因素。

坚果

坚果富含健康脂肪、蛋白质、维生素和矿物质（如维生素E和镁）。最重要的是，坚果能使人产生饱腹感。但它们也含有植酸，所以不宜每餐都吃。坚果的另一个缺点是热量密度高。你可能以为自己只吃了几粒坚果，但不知不觉中你可能已经摄入了几百卡路里的热量。因此，我一般建议食用前先称重，以控制摄入量。发芽或浸泡过的种子，其植酸含量会降低。藜麦是一种谷物，实际上也属于种子。我建议适量食用藜麦，也可以先使其发芽，从而降低植酸含量。

营养价值较高的坚果有：

- 杏仁
- 山核桃
- 腰果
- 澳洲坚果
- 巴西坚果
- 开心果
- 南瓜子
- 葵花籽
- 核桃

豆类

豆类包括大豆、鹰嘴豆、小扁豆等。豆类含有大量的植酸，可抑制营养的吸收，但豆类又是膳食纤维、维生素和矿物质的极佳来源。所以我经常告诉患者，豆类应成为他们的必备食物。如果你选择食用豆类，可通过发芽、浸泡和发酵等方式明显降低其中的植酸含量。在许多情况下，通过上述手段不仅可以去除植酸，还可以大大增加这些食品的营养价值。但豆类不易消化，所以不宜大量食用。如果你食用豆类后感到腹胀或消化不良，短时期内最好别再食用。

饮料

众所周知，水是最佳饮品，因为它才是人体真正需要的。增加饮水量会使多囊卵巢综合征患者更容易减肥，所以饮水虽是一件简单的事，却能带来惊人的效果。《美国临床营养学杂志》发表的一项最新研究发现，在为期24周的减肥计划中，受试者每餐之后都用水代替无糖汽水，他们的体重下降了14%，胰岛素抵抗指数降低了41%。[11]

如果想知道自己体内水分是否充足，可以通过尿液的颜色判断。如果尿液颜色较淡，说明你体液中水分充足，尿液气味强烈或颜色较深通常是你饮水不足的信号，服用B族维生素时除外。例如，维生素B_1可使尿液变成荧光黄色，因此在服用B族维生素时观察到尿液颜色改变是正常的。你可以购买一些化学药品在家做尿液比重检测，测试尿液的浓度。比重的理想值应小于1.010，如果大于该值，则说明你处于中度脱水状态。

其他健康饮料包括如下类型。

·花草茶——绿薄荷能够降低雄激素水平，特别适合多囊卵巢综合征患者饮用。

·苏打水——你可以在商店购买成品苏打水，也可以用碳酸水机和过滤水自己做，其中可加入柠檬、酸橙或浆果，同时享受美味和健康。

·绿茶——绿茶对多囊卵巢综合征患者益处颇多，包括降低胰岛素抵抗和对抗炎症。

·蔬菜汁——在家榨汁是向饮食中添加营养物质的好方法。蔬菜汁能为你带来巨大益处，请多喝蔬菜汁吧。

咖啡

我个人喜欢喝咖啡，也针对咖啡对健康的影响做过研究。咖啡对健康有益或有害取决于个人的整体状况。

总体来说，咖啡是一种健康饮品。咖啡有益于人的大脑功能，可改善人的情绪和提高注意力。根据某些重要研究结论，咖啡可预防神经退行性疾病，如阿尔茨海默病。[12]它还能促进新陈代谢，对多囊卵巢综合征患者有益。但如果你每天都饮用咖啡，上述效果可能会消失。研究还发现，由于饮用咖啡会减轻胰岛素抵抗水平，常喝咖啡者代谢综合征的发病率和甘油三酯的水平均较低。[13]除此之外，咖啡还含有抗氧化剂，对细胞健康益处颇丰。

咖啡的不利影响在于其刺激作用。对于精神焦虑、肾上腺过度活跃且皮质醇水平较高的人，咖啡会加重他们的病情。咖啡还会引发失眠，所以受失眠困扰的人不宜饮用咖啡。咖啡的刺激性及其含有的一些成分会对胃肠道造成刺激。由于目前尚无明确的安全指导，孕妇和正在备孕的女性也不宜饮用咖啡。

但我认为，只要对咖啡耐受，大多数多囊卵巢综合征患者都可以适量饮用咖啡（如每日1~2杯）。咖啡可改善情绪，预防抑郁症，增强锻炼效果，促进新陈代谢。不同的人对咖啡的耐受性和代谢能力存在差异。有些人无法代谢咖啡因，因此咖啡的不利影响会在这类人身上表现得更明显。建议多囊卵巢综合征患者饮用清咖啡，可能刚开始会难以接受，但一小段时间之后就会发现，你已经不想再加糖或奶了。

不该吃的食物

现在我们来了解那些可能诱发多囊卵巢综合征症状的食物。为了减轻症状，建议你在治疗多囊卵巢综合征期间，避免食用本节列出的食物。一般来说，禁食某些食物确实有帮助，但偶尔吃一次也不会造成太大影响，重要的是不要让这些食物成为你的应激源。改善健康状况无须做到事事完美，但对于希望保持健康的人而言，严格遵守这些饮食规则会使其更接近成功。由于耐受不良的人或自身免疫性疾病患者的病情会因某些食物而加重，因此为保持健康，这些人需要在饮食方面更严格地约束自己。

区别该吃和不该吃的食物，并不是把食物分为好坏两种，而是学会进行最佳饮食搭配。当你掌握了足够的营养信息后，进行饮食搭配便成为一件简单而自然的事，而坚持吃纯正、天然的食品也会让你感觉自己身体的状态更好。

糖类

糖是多囊卵巢综合征患者首要避免摄入的食物。众所周知，很多食物中都含有天然糖，这一点应引起我们的注意。因为多囊卵巢综合征患者对所有类型的糖（包括天然糖和添加糖）都更为敏感。添加糖尤其有害，因为这种糖的浓度往往较高，也不含膳食纤维、维生素和矿物质等营养物质。

我一般建议患者避免摄入所有类型的糖，无论是果糖还是葡萄糖。葡萄糖会直接导致胰岛素水平升高，所以多囊卵巢综合征患者通常在摄入一定量的葡萄糖后，会立即引发强烈的炎症反应，[14] 健康女性则不会出现这种反应。因此，多囊卵巢综合征患者要比其他人更严格地控制糖的摄入。

果糖是另一种类型的糖，主要由肝脏吸收，无须胰岛素的帮助。因此，果糖的摄入不会明显升高血糖或胰岛素。肝脏会将其吸收并以糖原的形式存储，我们一般将糖原看作肝脏内的"糖库"。如果只是摄入少量的果糖，比如一小份水果，身体是能够轻松应对的。

在禁食期间（如睡觉时），身体会消耗肝脏内的糖原，将其作为燃料。同样的情况也会出现在运动后，因为运动也需要消耗储存的糖原。因此，运动后可适当补充一些淀粉类碳水化合物，以补充耗尽的糖原。

但如果摄入大量的果糖，尤其是当肝脏已充满糖原时（大多数情况下都是如此），情况就完全不同了。多余的果糖无处可去，只能转化为脂肪，而大部分脂肪会储存在肝脏中，该机制与非酒精性脂肪肝（NAFLD）有关，而NAFLD是一种与多囊卵巢综合征相关的常见疾病。

摄入果糖太多还会增加腹部脂肪堆积，增加心血管疾病和胰岛素抵抗风险，这种情况在多囊卵巢综合征患者中较为常见。更多相关信息请参阅附录C。

进入人体系统后，果糖还会增加血液的胰岛素抵抗程度，同时增加胃饥饿素水平。[15]瘦素和胰岛素会降低人的食欲，但饥饿素会使食欲增加，因此研究认为，这是果糖导致体重增加的原因。

糖与菌群

糖还会破坏小肠内的细菌平衡，使此处数以百万计的菌群及其类型发生变化。摄入大量的糖或按照西方的标准饮食，可使菌群向肥胖和胰岛素抵抗的方向转变。[16]

肠道菌群可以促进人体新陈代谢，也可能对新陈代谢带来不利影响，引发胰岛素抵抗、肥胖症和炎症，这取决于菌群的类型。糖可促进有害菌群的大量繁殖和过度生长，从而挤占对新陈代谢有益菌群的生存空间。

厚壁菌和拟杆菌是两种主要的肠道细菌，当它们处于平衡状态时，有益于人体的新陈代谢。但当它们在肠道菌群中的比例较低时，人的体重便会增加。研究发现，医学意义上患肥胖症合并胰岛素抵抗的捐赠者身上移植的细菌会使人的体重增加。[17]据悉，菌群差异甚至会对人体的静息代谢率和睡眠时燃烧的热量产生较大影响。虽然未来我们会在菌群方面取得更多的研究进展，但如今我们已经了解，菌群在人体代谢健康、炎症和胰岛素抵抗中发挥着巨大作用。

天然和人工甜味剂

我一般要求患者30天内禁止食用天然甜味剂，以抑制她们对甜食的渴望。人工甜味剂可破坏胰岛素通路，在大脑中产生类似糖引发的反应。此外，一些研究发现，人工甜味剂会增加人的饥饿感、食欲及食物摄入量。[18]所以，建议你不要食用含人工甜味剂的食物。

学会识别"糖"

我会在本节列出应避免摄入的糖类。但需要注意的是，生产商经常巧妙地将"糖"隐藏于产品标签中。所以，你需要熟悉这些名目，才能在购买食品时识别它们。懂得吃"糖"能够帮你在通往健康的道路上走得更远。

下面这些糖从名称上就能看出来，它们是不同形式的糖，请在购买时多加留意。

- 葡萄糖
- 乳糖
- 麦芽糖
- 蔗糖
- 半乳糖
- 白砂糖
- 玉米糖浆
- 糙米糖浆

天然糖

一般最好避免食用天然糖，但偶尔也可以享受一次。本节列出的天然糖中，赤糖糊富含铁、钙、镁、锰、抗氧化剂和维生素B_6。枣糖也是一种较好的选择，它是富含抗氧化剂的天然糖，而且甜味较足，可以少吃一点。

- 枣糖
- 赤糖糊
- 枫糖浆
- 蜂蜜（虽然蜂蜜中40%为果糖，但也含有对人体有益的抗氧化剂）

含天然高果糖的糖类

一般不推荐多囊卵巢综合征患者食用含天然高果糖的糖类。如前文所述，肝脏负责代谢浓缩果糖，之后甘油三酯的水平升高，进而诱发脂肪肝。果糖还会使人的体重增加。因此，应避免食用以下糖类。

- 果糖
- 龙舌兰糖浆
- 椰子糖（含70%的蔗糖）

天然无热量甜味剂

甜菊糖提取自甜叶菊的叶子，甜味较强，只需要极少量的甜菊糖即可达到一定的甜度。总体来说，偶尔食用甜菊糖是安全的。需要注意的是，针对动物的相关研究表明，甜菊糖与不孕症有关。所以备孕的女性应避免食用甜菊糖。如果需要食用，请选择天然甜菊糖。

糖醇

糖醇的结构和上述糖略有不同。糖醇在水果中天然存在，但含量较低。糖醇甜味较强，但热量比糖少，对血糖的影响也较小。遗憾的是，许多人食用糖醇会出现消化不良的症状，如胀气和腹泻，主要原因是糖醇难以吸收，会向下进入结肠，成为肠道内某些细菌的底物，从而使肠道健康严重恶化，因此最好避免食用糖醇。在所有糖醇中，赤藓糖醇是不错的选择，因为它几乎能被小肠完全吸收，无须进入结肠被菌群发酵。

- 木糖醇
- 赤藓糖醇
- 山梨醇

人工甜味剂

由于人工甜味剂与胰岛素抵抗有关，还可以改变人体菌群，因此应避免食用。最重要也是我最担心的一点是，有证据表明，某些人工甜味剂可能与癌症有关。因此在获得更多安全信息之前，最好避免食用人工甜味剂。人工甜味剂主要包括：

- 阿斯巴甜
- 三氯蔗糖
- 糖精
- 安赛蜜

乳制品

乳制品行业一直标榜乳制品是一种安全食品，是保持健康的必需品，但事实并非如此。虽然有些人食用高质量乳制品后并未出现不适，但事实上，多囊卵巢综合征患者应避免食用乳制品。

食用乳制品的目的是什么呢？牛奶是一种食物，可以为婴儿或幼年动物提供营养，促进其快速生长。由于营养丰富，少量的乳制品即可提供组织生长所需的物质，这对于胃容量相对较小但生长速度较快的婴儿或小动物来说很有优势。

但是，存在胰岛素抵抗的人应该食用乳制品吗？不应该！我们已在胰岛素指数章节介绍过，乳制品，包括发酵乳制品（如酸奶），都属于高胰岛素指数食品。事实上，酸奶的胰岛素指数和白面包一样高。

需要特别提出的是，作为蛋白质组成部分的氨基酸，特别是支链氨基酸（如缬氨酸、异亮氨酸和亮氨酸），可以使胰岛素水平大幅升高，而乳制品中含有这些氨基酸。因此，对于多囊卵巢综合征患者来说，乳制品的破坏力像白面包一样惊人。除了含有导致胰岛素水平飙升的特殊氨基酸外，乳制品还含有多种与新陈代谢相关的物质。对于幼儿来说，这些物质重要而有益，但对于某些成年人来说可能出现问题，具体取决于你的新陈代谢情况。乳制品中主要含有：

- 胰岛素
- 瘦素
- 胰岛素样生长因子
- 各种雌激素，包括雌酮、雌三醇、17α-雌二醇、17β-雌二醇
- 黄体酮
- 睾酮
- 皮质醇

牛奶中含有大量的雌激素，可能加剧多囊卵巢综合征患者的激素失衡。此外，由于多囊卵巢综合征患者患子宫内膜癌的风险较大，考虑到雌激素与癌症的关系，从乳制品中摄取更多的雌激素实在令人担忧。

在现代乳制品生产过程中，一头奶牛每年要被挤奶数百次，而且大部分时间都处于妊娠期。在妊娠后期，牛奶中的雌激素含量相当高。如果年轻女孩患多囊卵巢综合征，那么需要考虑的重要因素便是乳制品中的雌激素。据统计，75%的孩子每天都会食用乳制品。对于有多囊卵巢综合征患病风险的女孩来说，青春期摄入雌激素引发的健康问题，可能在多年后才会显现。研究发现，激素阳性乳腺癌、前列腺癌均与乳制品具有相关性。当然，以更天然的方式生产的乳制品，或者从天然养殖场购买的乳制品，其中的激素含量要低很多。

总体来说，牛奶营养丰富，可帮助组织生长，非常适用于婴幼儿。但对于受腹部脂肪堆积困扰的成年女性来说，是不宜食用的。牛奶中的瘦素会进一步加重多囊卵巢综合征患者的瘦素抵抗。IGF-1和IGF-2也是促生长因子，但我们不需要直接摄入它们。参见表9-4及表9-5。

牛奶中还含有类固醇激素，如雌激素、睾酮、黄体酮和皮质醇。对于激素问题严重的人，摄入多种激素只会进一步打破体内的激素平衡，而我们的目标是将被多囊卵巢综合征破坏的激素信号环境恢复正常。因此，多囊卵巢综合征患者最好不要食用乳制品。

表9-4 牛初乳和牛奶中的内分泌因子及其含量

内分泌因子	牛初乳	牛奶	来源
IGF-1	1~3 μg/mL	10~50 ng/mL	Malven et al. (1987)
IGF-2	1.8 μg/mL	1~20 ng/mL	Vega et al. (1991)
IGFBPs	约3 μg/mL	约2 μg/mL	Puvogel et al. (2005)
EGF	3 ng/mL	1.5 ng/mL	Lacopetta et al. (1992); Xiao et al. (2002)

内分泌因子	牛初乳	牛奶	来源
乙胞素	2.3 ng/mL	约 2 ng/mL	Bastian et al. (2001)
TGF-α	2.2~7.2 μg/mL	0~8.4 μg/mL	Pakkanen (1998)
TGF-β 2	74 ng/mL 首次挤奶： 150~1150 ng/mL		
TGF-β 2 1&2	—	8 ng/mL	Cox and Burk(1991)
FGF（酸性）	—	约 6 ng/mL	Rogers et al. (1995)
FGF（碱性）	—	约 20 ng/mL	Rogers et al. (1995)
胰岛素	6~37 ng/mL	4~7 ng/mL	Malven et al. (1987)
催乳素	500~800 ng/mL	6~8 ng/mL	KacsÓh et al. (1991)
瘦素	13.9 ng/mL	6.1 ng/mL	Pinotti and Rosi (2006)

表 9-5　牛初乳和牛奶中的胰岛素样生长因子结合蛋白含量（单位：μg/L）

内分泌配体	牛初乳	牛奶	市售牛奶	来源
雌酮	2000~4000	9.2~118	8~20	Malekinejad al.(2006)； Janowski et al.(2002)； Pope and Roy(1953)
17α-雌二醇	—	7~47	未检出	Malekinejad et al.(2006)
17β-雌二醇	1500~2000 1000	6~221	10~20	Malekinejad al.(2006)； Janowski et al.(2002)； Pope and Roy(1953)
雌三醇	—	未检出	未检出	Malekinejad et al.(2006)
黄体酮	—	11300	2100~11000	Fritsche and Steinhart(1999)
睾酮	—	50~150	10	Fritsche and Steinhart(1999)
皮质醇	1590~4400	350	710	Bulter and Des； Bordes(1980)； Shutt and Fell(1985)

（来源：Blum and Baumrucker, 2008; Pape-Zambito, Roberts, and Kensinger, 2010.）

我并不完全反对食用乳制品，而且高质量草饲动物的乳制品的确可以提供充足的营养。但对于多囊卵巢综合征患者来说，乳制品可能是她们应该避免食用的食品之一。

患者经常问我，如果不吃乳制品，她们如何补充钙质。首先需要注意的是，正如相关机构建议的那样，仅摄入大量的钙并不一定能降低骨折风险。世界卫生组织已经调低了钙的建议摄入量，转而提倡锻炼（已证实锻炼可增加骨密度）、维持适宜的维生素D水平、增加水果和蔬菜的摄入量。

实际上，蛋白质会增加钙的排泄量，[19]所以我们必须把摄入含钙绿叶蔬菜纳入饮食方案。如果通过动物蛋白（如牛奶）摄入钙，那么钙的吸收量可能远低于你的想象值。如果你饮食健康，不食用加工食品，吃大量的高钙健康绿叶蔬菜，并且经常锻炼，那么你体内的钙含量应该很容易保持在健康水平。在选择钙补充剂时要注意，应小心那些劣质产品。因为这些产品虽然标榜的钙含量较高，但实际上只有很少一部分能被人体吸收。表9-6列出了常见高钙食品的钙含量及吸收量。

表 9-6　高钙食品

食品	分量	钙含量mg/标准分量	钙吸收量mg/份	吸收100 mg钙所需食物的摄入量
含2%脂肪的牛奶	1杯	297	95	1杯
切达干奶酪	28 g	204	66	42 g
芝麻，未脱壳	28 g	280	58	50 g
羽衣甘蓝，冷冻	1/2杯	90	53	1杯
芜菁叶，冷冻	1/2杯	99	51	1杯
芥菜叶，冷冻	1/2杯	76	44	1杯
大白菜，煮熟	1/2杯	79	43	1杯
白豆，煮熟	1杯	161	35	3杯
西蓝花，冷冻	1/2杯	47	29	1½杯

食品	分量	钙含量mg/ 标准分量	钙吸收量mg·份	吸收100 mg钙所需食物 的摄入量
球芽甘蓝	1/2杯	28	18	2½杯
菠菜, 煮熟	1/2杯	122	6	8杯

哈佛护士健康研究对7万多名女性进行的长达12年的跟踪调查发现, 乳制品的食用量对女性骨折的风险不会产生影响。[20]如果增加了绿色蔬菜的摄入量之后, 你仍然觉得自己缺钙, 那么最好选用高质量的钙补充剂满足你的日常需求。目前, 育龄妇女的日推荐钙摄入量约为1000 mg, 但最近有些健康机构开始调整钙的建议摄入量。世界卫生组织目前建议每日摄入钙500 mg, 哈佛大学陈曾熙公共卫生学院营养系主任沃尔特·威利特博士对此表示赞同。他认为, 摄入过高剂量的钙没有好处, 每日500~700 mg就足够了。

需要注意的是, 钙有不同的形式。许多廉价钙补充剂效果较差。事实上, 研究发现, 高质量钙(如柠檬酸钙)对骨骼的有益功效比普通钙高30%。苹果酸钙和羟基磷灰石钙等其他形式的钙也具有良好的吸收率, 但由于羟基磷灰石来源于动物(一般源自牛)骨骼, 所以必须谨慎选择品牌。

有些食物也富含钙。如今乳制品替代品比比皆是, 可供选择的种类较多, 其中包括:

· 杏仁奶

· 椰奶

· 米奶

· 腰果奶

· 藜麦奶

· 豆奶

我不建议多囊卵巢综合征患者喝豆奶, 一般推荐杏仁奶、腰果奶和椰奶, 这些奶的成分略有不同。杏仁奶通常热量较低; 腰果奶和椰奶能提供更多的健康脂肪，具有较高的饱腹指数；米奶的碳水化合物含量较高，因此最好不要选用。

许多盒装牛奶替代产品都含有卡拉胶，卡拉胶会对部分人的肠道产生刺激。但如今也有一些有机食品不含这种添加剂，所以请仔细阅读产品说明。此外还有一个更好的办法：自己尝试做坚果奶，只需要搅拌机就能实现。

麸质

小麦、斯佩尔特小麦、黑麦和大麦都含有麸质。我建议多囊卵巢综合征患者尽量避免食用含麸质食物，但具体情况因人而异。麸质的成分是麦醇溶蛋白与麦谷蛋白，对于大多数人来说，麦醇溶蛋白容易导致出现问题。乳糜泻患者会对麸质产生严重反应，这种反应对肠道有害，可对肠道细胞造成严重破坏。但通常乳糜泻的患病率只有1%左右，所以对于其他99%的人，麸质会带来哪些影响呢？

麸质可导致炎症，引发肠漏综合征，在许多人体内诱发免疫反应。越来越多的证据表明，大部分未患乳糜泻的人也会对麸质敏感，这可能是由炎症造成的。有些人虽然未患乳糜泻，但他们的粪便或血液中存在麸质抗体。对麸质敏感的人食用含麸质食物后，其肠道会分离更多的连接蛋白，从而导致肠漏，为肠道健康带来一系列不良影响。大约40%的人携带乳糜泻基因，虽然这部分人一生中未必患乳糜泻，但他们更容易对麸质过敏——值得庆幸的是，非乳糜泻麸质敏感性疾病并非假想出来的综合征，而是已被证实的真实存在的疾病，其主要表现是：摄入麸质虽然未引发乳糜泻的自身免疫症状，但肠黏膜通透性却因此增加。[21]

由于多囊卵巢综合征患者炎症过多，因此食用含麸质食物会导致严重问题。我发现，许多多囊卵巢综合征患者禁食含麸质食物后，症状得到了改善。要知道你是否对麸质敏感，唯一的方法是一个月内禁食含麸质食物。如果禁食含麸质食物使你感觉更好，那就不要再吃了！当然，大多数多囊卵巢综合征患者无须像乳糜泻患者那样完全禁食含麸质食物。

有趣的是，麸质可对所有人产生负面影响，即使他们对麸质不是特别敏感。麸质会使肠黏膜通透性增加，使肠道内容物激活炎症反应。此外，麸质还与肠易激综合征有关。[22]

避免摄入麸质的主要原因是它会加重瘦素抵抗。最近的一项研究表明，在接触麸质之后，细胞的瘦素抵抗程度增加了50%。[23]瘦素抵抗会增加人的饥饿感，使人摄入更多食物，这可能就是麸质和糖一样容易使人上瘾的原因。麸质还含有一种名为外啡肽的小分子肽，这种小分子肽具有类阿片功效。一些研究人员认为，这一特性决定了麸质会使人上瘾。

谷物

应尽量减少谷物的摄入量，因为许多谷物含有刺激性或炎性物质（如麦醇溶蛋白）。谷物（如玉米）是常见的过敏原之一，而且绝大多数都是转基因产品。

谷物含有植酸，但人们对植酸的评价褒贬不一。植酸又称"抗营养素"，存在于谷物中，豆类和某些坚果中也含有植酸。食物中的植酸含量存在较大差异。

植酸会抑制多种矿物质（如铁、锌和钙）的吸收，但这种效应只在餐后出现，而且不会持续太长时间。所以，植酸并非你每餐都需摄入的物质，否则持续摄入一段时间后可能导致营养不良。此外，如果你食用多种含植酸的食物，后果可能更加严重。因此建议你谨慎选择含植酸食物，如果你耐受坚果和一些豆类，可以从中获取。

植酸还具有抗氧化和抗癌功效，所以它们并非有害无益，无须对其敬而远之。谷物（如荞麦）含有肌醇，对多囊卵巢综合征患者非常有益，但肌醇必须与植酸分离后才能被人体吸收。因此，我不建议女性从谷物中获取肌醇，因为必须大量摄入谷物才能获得足量的肌醇，这样可能会妨碍人体对其他矿物质的吸收。

大米是个例外，因为它可能是耐受性较好的谷物之一，引发过敏的可能性较小，但大米的高胰岛素指数决定了它只适合少量食用。此外，虽然长期以来人们认为糙米是健康的，但它的植酸含量较高。对谷物不敏感的人可以偶尔食用少量的钢切燕麦或藜麦，但食用量要根据表9-7中的胰岛素指数确定。

理想饮食中的营养素结构

在计算每餐胰岛素指数之前，首先应确定饮食的组成结构——蛋白质、碳水化合物和脂肪的含量。我们先从优质蛋白质开始，该部分的分量应该只有手掌大小。需要摄入的蛋白质含量具体取决于蛋白质的种类及其胰岛素指数（详见表9-7）。在蛋白质摄入量相等的前提下，与牛肉相比，家禽肉或鱼肉的分量更大。同时，蔬菜量应占半餐盘左右。此外，你还需要加入一些健康脂肪（如一汤匙油、一份鳄梨或坚果）。

最后，加入少量的碳水化合物。应选择营养丰富、引发炎症较少的碳水化合物，如浆果、甘薯和南瓜。是的，没错，水果属于碳水化合物！如果你的身体对谷物耐受，还可以偶尔吃些藜麦、白米或糙米。由于面包通常由加工谷物制成，而且几乎都含麸质，因此不推荐食用面包，尤其是对于希望减肥的人群。但自制的无麸质、无谷物面包除外，因为这种面包通常富含健康脂肪和蛋白质。

理想的胰岛素指数

现在你已经知道如何搭配食物了，接下来我们介绍胰岛素指数问题。最适合你的胰岛素指数取决于几个因素：胰岛素抵抗程度、减肥愿望以及你对不同碳水化合物禁食程度的反应。在熟悉胰岛素计数法之后，希望你无须测量或计算就能确定合理的饮食结构。首先，你可能需要购买一个小型厨房秤和一些量杯，让自己逐渐熟悉各种食物的合理食用量，特别是在希望减肥的情况下。

胰岛素计算其实非常简单，只需把每一种食物或食物成分的胰岛素指数加起来即可，再根据你需要摄入的食物分量进行调整。如果你的食物分量为建议量的两倍，那么胰岛素指数也需要加倍。由于只有一部分食物经过科学研究确定了胰岛素指数，所以很多你喜欢的食物可能并未包含在内，这种情况下对碳水化合物和蛋白质含量进行计算，只需按相似食物的胰岛素指数进行计算即可。随着时间的推移，下文中的清单会越来越长，更多的食物会被纳入其中。

胰岛素指数指南

一般来说，对于有胰岛素抵抗、腹部脂肪过多或希望大幅度减肥的女性而言，将每餐胰岛素指数控制在50~60之间是较为理想的。有些女性可能在胰岛素指数<50时感觉较好，但这种饮食方式需要在医生的指导下实施。

表9-7　适合胰岛素抵抗严重女性的饮食示例及其胰岛素指数

示例	胰岛素指数
113 g烤鸡胸肉	17
2杯绿叶蔬菜	4
1/2个鳄梨	3
1/2个中等大小甘薯（76 g）	23
合计	47
113g白鱼肉	15
2杯碎花椰菜	8
1茶匙特级初榨橄榄油	2
1杯绿蔬沙拉配柠檬汁	0
1个苹果	15
合计	40

对于体重正常、胰岛素抵抗较轻的女性，每餐的初始胰岛素指数可以设定为50~65。例如表9-8所示一餐。

表9-8 其他饮食示例及其胰岛素指数

示例	胰岛素指数
113 g烤鸡胸肉	17
2杯熟西蓝花	8
1/2个鳄梨	3
1/2杯大米	23
合计	51

对于体重低于平均水平、身材苗条、爱好运动、无胰岛素抵抗的多囊卵巢综合征患者来说，每餐的胰岛素指数应控制在65~90之间，以维持其能量供应。很快你就会知道，如何搭配才能使自己感觉最好。参见表9-9。

表9-9 适合身材苗条、无胰岛素抵抗的多囊卵巢综合征患者的
饮食示例及其胰岛素指数

示例	胰岛素指数
170 g烤鸡胸肉	26
2杯熟花椰菜	8
1/2个鳄梨	3
1/2杯大米	23
1个桃子	10
合计	70

大脑中的瘦素水平需要足量的胰岛素维持，因此，极低碳水化合物饮食法一般无法对体重低于平均水平、身材瘦削、无胰岛素抵抗的多囊卵巢综合征患者起作用，对于难以增重的女性尤其如此。在这种情况下，常规

多囊卵巢综合征患者的推荐饮食会使情况变得更糟，因为这种饮食会使人体内的瘦素水平更低，胰岛素水平也会降低，从而对下丘脑和卵巢功能造成影响。我通常建议上述类型的女性额外补充蛋白质，如下表所列的饮食示例。此外，每餐中至少包含35%的碳水化合物。

表9-10 适合身材瘦削或爱好运动的多囊卵巢综合征患者的
饮食示例及其胰岛素指数

示例	胰岛素指数
170 g 烤鸡胸肉	26
2 杯熟花椰菜	8
1/2 个鳄梨	3
1 份烤干薯条	36
1 个桃子	10
合计	83

爱好运动的女性需要更多的热量，如果她们选择相同的饮食结构，则需要增加每种食物的分量，但应尽量保持配比相同。此外，还可以吃一些加餐或甜点。

当然，我们不需要与上述表格中列出的数值一样精确，特别是对于那些不需要或不希望减肥的人而言。但本节内容为多囊卵巢综合征患者提供了可遵循的一般原则。假以时日，你将学会搭配食物并获得最佳胰岛素反应，而你的身体对胰岛素的敏感性也会逐渐增强。但凡事都有例外，不同的人进食相同胰岛素指数的食物后的感觉并不相同。我要告诉你的是，跟着感觉走，并不断进行调整，只吃让自己感觉最好的食物。

对于希望获得明显减肥效果的人来说，在减肥过程中如能得到营养师（如自然疗法医师、饮食学家）的个性化指导，与你一起确定理想的饮食摄入量，将大有裨益。

你可以按照下文的饮食方案示例规划自己的饮食。我在附录D中还提供了一些推荐饮食的食谱示例。

多囊卵巢综合征饮食方案示例

早餐

研究表明，一顿富含健康脂肪的早餐能够为一天的新陈代谢提供帮助。[24]由于脂肪的胰岛素指数较低，你会发现将早餐的胰岛素指数维持在35~45较为适宜，特别是当你存在胰岛素抵抗时。同样，你可以根据自己餐后的感觉调整适合自己的胰岛素指数。比如，奶昔是个不错的选择，因为它容易制作且营养丰富。我一般推荐下列饮食组合。

· 25 g蛋白粉（素食蛋白粉或胶原蛋白粉）

· 1杯蔬菜（可从生菜、羽衣甘蓝、蒲公英、散叶甘蓝、菠菜或其他绿色蔬菜中选择）

· 2杯冷冻浆果、1/2个橙子、1个桃子、1/2个苹果

· 1~1½杯不加糖的杏仁奶或椰奶

· 1/4个鳄梨、1汤匙椰子油或2汤匙坚果酱

· 1汤匙奇亚籽

· 生可可或椰子（调味用）

我希望你能跳出思维定式。多数多囊卵巢综合征患者摄入的碳水化合物过多，因为传统早餐都是以碳水化合物为主的，所以我们需要跳出传统早餐的思维，做出对个人健康有益的选择。我建议你每餐都吃一份蔬菜，包括早餐。

鸡蛋也是一种受欢迎的早餐食品，我们可以在早餐时享用煎蛋卷配洋葱、辣椒、蘑菇和菠菜。其他可选早餐包括：

· 2个鸡蛋，水煮或两面煎熟，配炒蘑菇和卷心菜（可放入一些盐和苹果醋调味）

· 蔬菜与肉杂烩（用盐炒甘薯、卷心菜和鸡肉，与水煮鸡蛋一起食用）

· 纯天然有机早餐香肠配蔬菜

· 低碳水化合物、高蛋白的杏仁粉"松饼"（可以提前做好冷冻起来）

· 鸡蛋松饼

午餐与晚餐

一般来说，按照前文规定的配餐，即可将每餐的胰岛素指数控制在合理水平。对于午餐和晚餐来讲，富含蛋白质食物的大小和厚度应与手掌接近，餐盘的剩余部分应盛满蔬菜，再添加一些健康的含脂肪蔬果（如鳄梨）、油（如椰子油、鳄梨油或特级初榨橄榄油）或两汤匙坚果。另外，晚餐之后不要再吃任何东西。如果你感到饿，可以喝一杯花草茶或柠檬苏打水，更好的选择是冥想、锻炼或者阅读。很多人发现，冥想、锻炼或阅读的效果类似于间歇性进食，有助于减肥。

简餐

有时候你可能没时间精心准备饭菜，但你可以花几分钟做一道简餐出来，这些简餐营养全面，可帮你维持血糖稳定。

· 全熟煮鸡蛋配西蓝花、少许坚果和1个苹果

· 阿拉斯加野生三文鱼罐头配有机蔬菜和少许蓝莓

· 西葫芦面配火鸡肉酱（可以考虑买一台螺旋切丝机做素食蔬菜面）

· 玉米生菜沙拉，以碎火鸡肉、辣椒调味料、鳄梨、番茄和甜椒为配料

· 椰子油蔬菜炒鸡蛋

· 烤三文鱼配碎芜菁

· 煎鱼配沙拉

·蛋白质、蔬菜和少量根茎蔬菜（如甘薯或南瓜）慢炖

一周饮食方案及食谱见附录D。

零食

患轻度到重度胰岛素抵抗的女性

最好提前将零食准备好，避免想吃东西的时候乱吃。在理想情况下，你可以在早上和下午各吃一次胰岛素指数不超过15的零食。禁食可使胰岛素指数下降，所以如果胰岛素抵抗严重的女性在两餐之间禁吃零食，她们的症状会得到极大改善。以下是一些可选的零食。

·坚果和半块水果

·胡萝卜条或生菜叶蘸鳄梨酱

·奇亚布丁

·杏仁粉松饼

·西蓝花沙拉配自制蛋黄酱

·椰奶蓝莓杏仁片

·2个煮鸡蛋

无胰岛素抵抗、爱好运动或体重低于平均水平的女性

这部分女性也应提前备好零食，但不同的是，如果你感到饿了，可以根据需要多吃一些。早上和下午可各吃一次胰岛素指数约为20的零食。以下是一些可选的健康零食。

·1个苹果和少许坚果

·1份含20 g蛋白质的奶昔配浆果

·椰奶蓝莓杏仁片

·杏仁粉松饼

·奇亚布丁

·2个煮鸡蛋，外加一些胡萝卜条

·黄瓜片配鳄梨酱

·少许葡萄和2个澳洲坚果

运动后零食

多囊卵巢综合征患者应在运动后15~20分钟内补充一些零食，零食须含碳水化合物和蛋白质，且脂肪含量较低，胰岛素指数最好在20~30之间。适合健身后食用的零食有：

·1份奶昔（含20 g蛋白质）配半根香蕉

·1个煎蛋清卷配几块甘薯块

·1/4个烤甘薯配金枪鱼

间歇性禁食

对于患重度胰岛素抵抗，以及通过改变饮食习惯和锻炼无法减掉腹部脂肪的女性来说，间歇性禁食可以帮助她们打破这个魔咒，最基本的间歇性禁食方法是晚餐后至次日早餐前禁食14小时。对于胰岛素抵抗严重的人，禁食可以使其居高不下的胰岛素水平下降。间歇性禁食通常是解决减肥无效的最简单方法。胰岛素的作用之一是抑制脂肪的分解，但如果胰岛素抵抗患者体内的胰岛素持续维持在较高水平，细胞会一直处于能量存储状态。我们每次进食都会使胰岛素水平上升，禁食能让消化系统得到休息。此时人体别无选择，只能消耗储存的脂肪。间歇性禁食的推荐间隔时间从几小时到几天不等。

本书的营养方案总体上具有很大的灵活性，因为它囊括了大多数健康、天然的食品。通过控制最容易加重病情的因素——使胰岛素水平升高的食物，为减少食物对多囊卵巢综合征的影响提供了一种新方案。在养成合理的饮食习惯后，你的症状会得到改善。该营养方案还有助于预防疾病，促进新陈代谢。选择天然、纯正、清洁的食物不仅能守护自身健康，还能为后代的健康打下基础。除改善每餐食物外，饭前和睡前食用两汤匙醋也可改善胰岛素抵抗患者的胰岛素敏感性，生苹果醋富含果胶膳食纤维，因此是个不错的补充。

该饮食方案的目的并非限制某些饮食，而是提供一种食物搭配的新视角，以改善人们的整体健康状况。希望你能领会并以此为基础，制订适合自己的最佳饮食方案。

致　谢

　　首先，要感谢我的患者们，你们是我最伟大的老师。从你们身上我学到了很多我读书和研究过程中学不到的东西。是你们将自己的健康托付给我，我才能不断地探索多囊卵巢综合征等疾病的治疗手段。现在，我将从你们身上领悟到的所有知识写入本书，希望它对更多人有所裨益。

　　感谢所有在本书出版过程中给予支持的人：感谢凯瑟琳帮我编辑早期手稿，给我鼓励，并且耐心倾听我的抱怨；感谢我的经纪人斯蒂芬·埃文斯，在我第一次出版新书时耐心帮助我；感谢我亲爱的朋友玛丽·旺博士，经常因集体讨论熬到半夜；感谢坦尼娅·怀尔德博士对本书倾注了同样的心血，为我的各种想法和研究提供决策建议；感谢兰丁·路易斯博士对我的指导和信任；感谢迈克尔·默里在我写作期间给予的指导和建议。

　　感谢格林利夫图书出版集团的所有人，感谢你们出色的团队，让我的出书梦想成真。特别要感谢我的编辑们：感谢戴安娜·塞雷斯，是你的宏观视角和建设性意见使书稿发生了根本性变化；感谢琳赛·克拉克对细节的孜孜以求和耐心；感谢黛博拉·伯恩为本书的封面和版式所做的出色设计。

　　感谢白莲生殖医学中心的艾丽卡尼·吉福禄克博士和唯伊·泽尼克。在我写作本书期间，你们对我的患者照顾有加，用你们的力量和热情坚守着我们的阵地。

　　还要感谢我的父母，感谢你们当年只带着一个箱子勇敢地远渡重洋，从苏格兰来到这里。是你们培养了我的好奇心，还买了不少百科全书鼓励我去探索，也是你们教会了我要追随自己的内心，永不言弃。

最后，如果没有我的好丈夫肖恩，这本书也是不可能问世的。是你不断激励我努力写作，而且总能以你的专业技能帮我节省时间。感谢你，我最忠诚的伴侣。

附录

附录 A　多囊卵巢综合征与生育能力

就算是奇迹，也要花点儿时间才能发生。

——仙女教母（《灰姑娘》）

36 岁的玛利亚已经结婚 3 年了。她身材中等，腰部有些赘肉。遇到现任丈夫之后，他们很快就结婚了。但不幸的是，玛利亚是个多囊卵巢综合征患者。她的月经一直不规律，周期一般为 33~43 天。此外，多囊卵巢综合征的一些其他症状也困扰着她。去年为了去除面部多余的毛发，玛利亚接受了多次激光脱毛治疗。她几乎每天都受关节痛的困扰，还对多种物质过敏。超声检查显示，玛利亚的卵巢呈典型的"珍珠项链状"。因此，她被诊断为典型多囊卵巢综合征（A 型），症状包括雄激素水平高、排卵障碍、胰岛素抵抗和炎症。

经过一整年的治疗，玛利亚不但没有受孕，排卵功能反而有恶化的趋势。但玛利亚的朋友们几乎都能在一两个月内成功受孕，这令她感觉更糟，每次听到别人怀孕的消息，她的胸口就像挨了一记重拳。

忧心忡忡的玛利亚开始在日历上仔细记录她的排卵期，每天早上如实测量体温，并认真标记在图表上。她的体温曲线是一个长长的锯齿状图形，看起来不像网上搜索到的两段式图表。沮丧之下，玛利亚从药店买了价格昂贵的排卵棒。但随着这些排卵棒一根接一根地用掉，她却没能等到好消息。与妊娠测试一样，排卵棒的测试结果也一直呈阴性。事实上，玛利亚的排卵棒上只有一条实线和一条颜色较浅的线，而不是说明书中显示的两条强阳性线，她失望了。

精神几近崩溃的玛利亚来到当地生殖门诊，接受了几个疗程的药物治疗和人工授精，但结果依然不理想。多囊卵巢综合征已然对玛利亚的激素系统、皮肤、身心健康等造成了严重损害。

多囊卵巢综合征与生育能力

和玛利亚一样，许多多囊卵巢综合征患者都难以受孕。75%的无排卵性不孕症是由多囊卵巢综合征造成的，多囊卵巢综合征也是造成不孕症的主要原因。虽然许多多囊卵巢综合征患者最终能够受孕，但不孕绝对是多囊卵巢综合征带给女性的最有压力的后果之一。

多囊卵巢综合征患者难以受孕的原因包括：

1. 排卵困难；

2. 激素失衡；

3. 流产风险增加。

由于多囊卵巢综合征的三个诊断标准之一便是排卵延迟或无排卵，所以，许多女性的生育能力会受多囊卵巢综合征影响。很显然，不知道自己何时排卵是受孕的一大障碍。另外，排卵检测试纸得出的结果对于多囊卵巢综合征患者往往并不准确。试纸检测的激素标志物是促黄体生成素。在测试时，第一条线是试纸的对照线，第二条线则用来测量促黄体生成素。当人体内的促黄体生成素水平激增时，第二条线的颜色应该变得和第一条一样深。如果第二条线的颜色发生了改变，但比第一条浅，则呈现假阳性（如图A-1所示）。但在多囊卵巢综合征患者体内，促黄体生成素通常在非排卵期仍然维持在较高水平。因此，多囊卵巢综合征患者可能被假阳性结果误导。

除了不能方便地进行居家排卵检测外，许多女性像玛利亚一样可能几个月都不排卵。在这种情况下，她们很难知道什么时候是最佳怀孕时机，只能盲目地尝试受孕。另外，多囊卵巢综合征患者的卵子质量不佳，因为过多的睾酮、胰岛素和抗苗勒管激素使卵泡的结构和功能发生了改变。

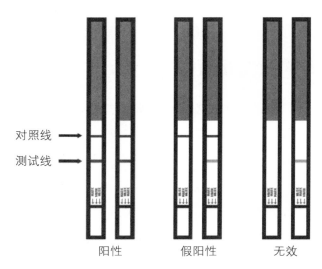

图 A-1　排卵检测试纸的不同显示结果

多囊卵巢综合征患者的宫颈黏液

多囊卵巢综合征患者可以通过观察宫颈黏液判断受孕时机。经期结束后，卵泡开始发育，且其中一个卵泡会被选为主卵泡，为排卵做好准备。随着卵泡的生长，它产生的雌激素越来越多。雌激素刺激宫颈细胞产生一种特殊的黏液，我称其为"排卵指示液"。这种黏液的质地与蛋清相似，润滑且有弹性，很容易用手指揩到（如图 A-2 所示）。而月经前期的宫颈黏液质地介于黏稠状到乳脂状。所以，当你观察到蛋清样宫颈黏液时，说明你可能已恢复正常排卵。那就努努力，让自己怀孕吧！

虚假排卵期

关于宫颈黏液，有一些重要的知识需要多囊卵巢综合征患者提前了解。

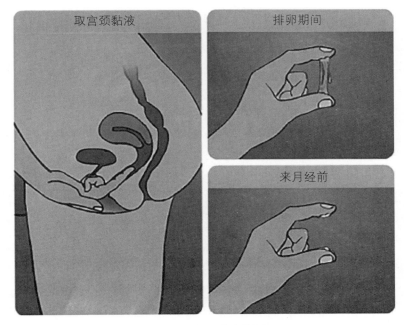

图 A-2　宫颈黏液检测

即使是排卵不规律的女性，有时卵子仍然会发育并分泌雌激素。虽然此后卵子并未排出，但其分泌的雌激素会使宫颈产生"排卵指示液"，这就是所谓的"虚假排卵期"。有些多囊卵巢综合征患者甚至在整个月经周期都能分泌这种黏液。因此，我们无法知道什么时候产生的宫颈黏液预示着排卵。但如果你正在备孕，而且发现了宫颈黏液呈蛋清样，那么此时尝试怀孕是适宜的。

基础体温测定

基础体温（BBT）测定是多囊卵巢综合征患者记录自己月经周期的好办法，可以确定卵泡期（排卵前卵子在卵巢内发育的时期）和黄体期（排卵后到月经开始前的时间）的天数。对于正在备孕的多囊卵巢综合征患者来说，BBT测定是一种有效方法。通过BBT，她们不仅能够了解自己的排卵模式，还能及时发现黄体期缺陷或低水平黄体酮。通过BBT确定排卵期的缺点在于，它无法预测排卵，一般在排卵后才能确定已经排卵。导致这种现象的原因是，女性的BBT在排卵后会上升0.5~1℃。我们经常看到，多囊卵巢综合征患者BBT图的第一阶段一般大于14天，因为在过量睾酮和促黄体生成素的影响下，卵子需要更长的发育时间。多囊卵巢综合征患者的卵泡期通常较长，黄体期正常或较短，但有排卵的多囊卵巢综合征患者的卵泡期可能是正常的。

你可以在任何一家药店买到电子基础体温计。它与普通体温计的区别是，它的精度较高，而且还能储存之前测量的体温值。但大多数女性仍在使用普通体温计，因为它们也能满足一般需求。你可以把体温计放在床边备用，尽量在每天早上的同一时间点测量。大多数女性测量的是舌下或腋下体温，但阴道温度更为准确。

建议你醒来后立即测量体温，而且测量之前不要进行过多运动，因为运动会导致人的核心温度上升。其他可能影响体温测量的因素包括疾病、饮酒、失眠、测量不规律等。

请把你测得的体温值记录下来。另外，可以利用相关的应用程序对BBT进行跟踪。

将体温在BBT图上标好之后，再把这些点连接起来。如果你已经排卵，则会在图上看到两个不同的图形，如图A-3所示。但许多多囊卵巢综合征患者通常看不到，尤其是在未排卵的情况下。但不要担心，因为画BBT图只是为了使你更好地了解月经周期。如果你的排卵不规律且正在接受治疗，你会通过BBT图发现自己的症状正在不断改善，这也是一件令人兴奋的事。

宫颈位置

幸运的是，对于多囊卵巢综合征患者来说，测量宫颈位置似乎是一种更准确的排卵检测方法。宫颈是精子进入子宫的必经之路。当女性进入排卵期时，宫颈位置会发生一定的变化。测量宫颈的位置听起来很困难，但实际操作十分简单。只需每天在同一时间点检测宫颈的位置，因为晚上睡觉时宫颈有时会回缩。采取蹲姿或者一只脚支撑在马桶或浴缸沿上，可以更容易探测到宫颈的位置。在这一过程中，你需要注意以下几点。

1.先洗手，确保阴道不会被细菌感染；

2.轻轻将食指或中指插入阴道，直到探到宫颈为止。宫颈摸起来像个肿块，一般位于阴道的最后端。

在月经周期开始时（行经期间），你的宫颈会非常硬，摸上去像人的鼻尖一样。此时宫颈的位置很浅，很容易探测到。经期宫颈会张开，使经血流出。当接近排卵期时，宫颈开始向上移动，深入阴道，此时可能较难探测到。宫颈会在排卵期之前变软并微微张开。排卵后，宫颈闭合，再次变硬并向下移动。此后，宫颈会一直处于闭合状态，直到下一次月经来潮。

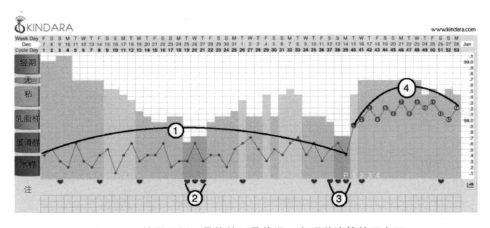

图 A-3　使用月经记录软件记录体温、宫颈黏液等的示意图

通过血液、超声检测确定排卵、监测月经周期

生殖门诊或妇科医生一般都可以进行月经周期监测，比如，每天去门诊做血液检查和超声检查。如果你有月经，那么月经周期监测应当从月经的第1天开始。月经不规律的多囊卵巢综合征患者通常需要先使用黄体酮诱导月经，再进行月经周期监测。

在月经周期的第1天，需要完成的血液检测指标一般包括促卵泡激素、促黄体生成素、促甲状腺激素、雌二醇和黄体酮。之后的血液检测指标通常包括促黄体生成素、雌二醇以及黄体酮（排卵后）。我们在此简单回顾一下：促卵泡激素和促黄体生成素是垂体激素，二者可以显示卵巢健康的"基线值"。如果促卵泡激素水平偏高，表明卵子质量差或卵巢储备减少。多囊卵巢综合征患者的促黄体生成素水平通常较高。在月经周期的第3天，雌二醇水平相对较低，黄体酮应该处于极低水平。另外，雌二醇水平会随着卵泡的发育而升高，以便为排卵做好准备。

由于需要好几个小时才能得到检测结果，因此月经周期监测一般在早晨进行。如果监测发现你处于排卵期，说明此时是受孕的好时机。

月经周期监测应观察的指标

在月经周期内，卵巢会选择一个主要卵泡排卵。伴随着卵泡的成熟，它会产生越来越多的雌二醇。成熟卵泡中的雌激素平均水平通常为200~400 pg/mL。雌激素水平升高后，垂体受到刺激并分泌促黄体生成素作为回应，从而促进卵巢排卵。医生一般将促黄体生成素水平的升高视为女性进入排卵期的信号，此时是受孕的好时机。排卵期间，卵子会破卵泡而出，沿着输卵管向下移动。此时空卵泡仍留在卵巢中，演变为黄体。黄体可在黄体期产生大量的黄体酮，并在黄体期结束后分解。

肾上腺也会产生少量黄体酮。因此，月经周期第3天的基线黄体酮水

平通常在1.5 ng/mL左右或更低。排卵后的第7天，黄体酮水平可上升至10~18 ng/mL或以上（如图A–4所示）。

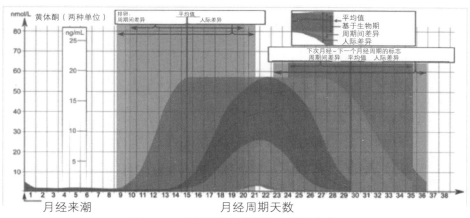

图 A–4　月经周期内黄体酮水平的变化

多囊卵巢综合征相关不孕症的传统疗法

在传统医学中，对多囊卵巢综合征患者生殖问题的治疗，通常围绕所谓的诱导排卵进行。由于排卵障碍是影响多囊卵巢综合征患者生殖能力的主要因素，因此常使用药物促进排卵。但对于能够排卵的女性，此类药物可能起不到太大作用。

克罗米芬

克罗米芬是多囊卵巢综合征相关不孕症的一线治疗药物，也被称为选择性雌激素受体调节剂，通常在月经周期的第5~9天服用。克罗米芬的一般初始剂量为50 mg/d。许多门诊还会在女性排卵后为她们补充黄体酮，以帮助卵子着床。37岁以下的多囊卵巢综合征患者服用克罗米芬时的每月妊娠成功率为10%。然而对于排卵规律的女性而言，服用克罗米芬带来的妊娠成功率只比自然妊娠高1%。

克罗米芬的作用机制为阻断下丘脑中的雌激素受体（下丘脑是大脑的

激素控制中枢），增加雌激素的分泌量。当雌激素受体被阻断后，下丘脑和垂体会误以为雌激素水平较低，于是试图通过刺激卵巢制造更多的雌激素。如果女性每日服用50 mg的克罗米芬仍然无法排卵，则需要在后面的月经周期中增加服用剂量。

克罗米芬的半衰期较长，约为7天。换句话说，在服药后的一周内只有一半的药物被排出体外，大量药物会长时间滞留在体内，这种累积效应在连续多个月经周期服用克罗米芬后更为明显。

副作用

克罗米芬的常见副作用包括卵巢体积暂时性增大和身体潮热等。有些女性还会出现情绪波动、精神问题、胃肠道反应、乳房不适和视力障碍。另外，克罗米芬会使子宫内膜变薄、宫颈黏液减少，从而导致不孕。

此外，克罗米芬还会增加多胞胎妊娠的概率，增加妊娠风险。总体而言，女性服用克罗米芬后双胞胎的妊娠率约为7%，多胎（如三胞胎或四胞胎）妊娠率约为1%。多胎妊娠的风险高于单胎妊娠，而多囊卵巢综合征患者面临的风险更大，因为她们还可能受更多复杂因素的困扰，如妊娠期糖尿病等。

治疗多囊卵巢综合征患者生育问题的常规药物

克罗米芬

来曲唑

促性腺激素

二甲双胍

黄体酮

阿司匹林（低剂量）

免疫调节药物

克罗米芬的治疗成功率

克罗米芬对排卵正常的女性似乎没有什么作用，单个月经周期的妊娠成功率只有5%（相比之下，不服用克罗米芬的妊娠成功率为4%）。但对于排卵困难的女性，服用克罗米芬时的妊娠成功率要高得多，一般为10%~30%不等。而无生育问题的女性，单个月经周期内妊娠成功率为10%~25%。

由于克罗米芬的半衰期较长，且连续服用时85%的效果集中在前3个月经周期，因此医生一般不建议女性连续服用克罗米芬超过3个月经周期。简言之，如果连续3个月经周期服用克罗米芬均不起作用，那么之后非但不会再起作用，反而会带来更多的负面影响。但也有些医生会让患者连续服用克罗米芬长达6个月经周期。

来曲唑

来曲唑是一种辅助生殖药物，最早用于治疗绝经后的乳腺癌。但医生发现，以类似克罗米芬的方式使用来曲唑也可以诱发排卵。来曲唑对芳香化酶具有阻断作用，芳香化酶是一种可将睾酮转化为雌激素的酶。在这一机制下，大脑感知到雌激素水平过低，进而刺激卵巢排卵。

副作用

相比克罗米芬，由于代谢速度较快及不同的作用机制，来曲唑的副作用较小。加拿大研究人员在2005年美国生殖医学学会会议上公布的一项研究成果表明，女性服用来曲唑会增加婴儿的出生缺陷风险。[1]另一项后续研究发现，事实上来曲唑引发先天性畸形和染色体异常的概率（2.4%）低于克罗米芬（4.8%）。[2]

黄体酮

黄体酮能帮助身体为受精卵着床做好准备，通常在排卵后使用。多囊卵巢综合征患者尤其需要补充黄体酮，因为她们的黄体酮与雌激素水平的比值较低。主要原因是月经周期的前半段比后半段持续时间更长，导致雌激素相对于黄体酮过剩。

黄体酮对于体外受精-胚胎移植治疗（IVF，俗称试管婴儿）尤其重要，因为从卵巢中取出卵子会破坏黄体，使黄体无法产生足够的黄体酮。因此，接受IVF的多囊卵巢综合征患者需要补充高剂量的黄体酮，比如大于400 mg/d。

免疫调节药物

如今，有些医生开始为习惯性流产或不易着床的患者开具免疫调节药物，包括类固醇，如地塞米松；抗凝血剂，如阿司匹林或低分子量肝素；免疫调节剂，如静脉注射用免疫球蛋白或脂质体。类固醇的常见副作用是增加感染风险，抗凝血剂则会增加出血风险。

促性腺激素

促性腺激素是一种注射型促排卵药物。当女性对克罗米芬或来曲唑没有反应，或用药后仍无法受孕时，通常需要使用这种药效更强的药物。促性腺激素主要是指促卵泡激素和促黄体生成素，二者是垂体分泌的激素，对卵巢具有刺激作用。通常在月经周期的第3天或第4天注射促性腺激素，且需要持续用药8~10天。在注射期间，可通过血液检测和超声检查确定卵泡的数量和排卵时机。

在接近排卵之前，患者还需要注射人绒毛膜促性腺激素（HCG）促进排卵，这就是所谓的"扳机作用"，宫腔内人工授精（IUI）一般在此时进行。IVF也可以使用同样的药物，只不过过程更为复杂。在IVF中，在"扳机作用"下发育成熟的卵子被取出，在体外完成受精，然后受精卵被重新植入子宫。

副作用

由于注射用促性腺激素比克罗米芬等药物的作用更加直接、有效，因此它能促进多个卵泡在同一月经周期内发育成熟。多囊卵巢综合征患者卵巢内本来就有大量的卵泡，因此使用促性腺激素会使她们面临更大的风险。

多囊卵巢综合征患者出现卵巢过度刺激综合征（OHSS）的风险更大，而且OHSS会刺激卵巢产生大量的卵泡。严重时，OHSS还可导致重度腹水潴留，甚至需要住院治疗。所以，多囊卵巢综合征患者必须在医生的严格监督下使用促性腺激素。此外，一种名为亮丙瑞林的促性腺激素释放激素（GnRH）也经常用于促进多囊卵巢综合征患者排卵，相比HCG，亮丙瑞林的OHSS风险较低。暂缓注射促性腺激素法（Coasting）是预防OHSS的一种手段，可用于接受IVF的多囊卵巢综合征患者。Coasting疗法是在特定时间点停止使用促性腺激素，使卵泡暂缓发育，以达到在"扳机日"前降低雌二醇水平的目的。

使用促性腺激素会大大增加双胞胎、多胞胎妊娠的概率，接受IUI的女性尤其如此，因为她们可以选择移植回子宫的胚胎数量。但在注射促性腺激素且实施IUI的女性中，所有成熟的卵子都有机会受精。因此，医生通常为接受IUI的多囊卵巢综合征患者开具极低剂量的促性腺激素。

二甲双胍

二甲双胍是治疗多囊卵巢综合征患者不孕症的常用药。患者可以单独使用二甲双胍进行治疗。研究发现，这种药物可以增加多囊卵巢综合征患者自然排卵的数量。二甲双胍还可以提高人体对胰岛素的敏感性，降低胰岛素对卵巢的有害影响，但二甲双胍可能无法提高活产率。在大多数相关实验研究中，二甲双胍常与克罗米芬搭配使用，仅服用二甲双胍对活产率的提升作用极其有限。更糟糕的是，二甲双胍组受试者的流产率有所增加。如前文所述，二甲双胍可干扰一碳代谢和线粒体功能，因此需要进行深入研究，以充分了解其对胎儿发育的影响。由第3章可知，二甲双胍的副作用常见于胃肠道，包括痉挛、恶心、便溏等。

辅助生殖技术

前文已经对常规生育保健中使用的药物进行了探讨。接下来，我们介绍多囊卵巢综合征患者常用的助孕技术。

人工授精

人工授精（IUI）是一种将经过洗涤的精子直接注入女性子宫的助孕技术。在洗涤精子之前，需要先采集精液样本，再从精液中分离出单个精子。进行精子洗涤有助于清除精液中的死亡精子、不健康精子、黏液和白细胞。由于精液中含有前列腺素，可导致子宫痉挛，因此为了能将精子顺利注入子宫，必须将精液清除。通常宫颈会过滤掉大部分前列腺素。

IUI对由男性导致的不孕问题很有帮助。IUI可以单独进行，也可以与克罗米芬或促性腺激素等药物配合实施。如前文所述，接受促性腺激素注射的多囊卵巢综合征患者可能无法实施IUI，因为此时可能有多个卵泡发育成熟，从而增加多胎妊娠的风险。

休外受精-胚胎移植治疗

你可能经常听到有关体外受精-胚胎移植治疗（IVF）的消息，因为IVF是目前最流行、最著名的助孕方式。在实施IVF时，需要使用促性腺激素（注射剂）帮助卵巢产生多个卵泡和卵子（如图A-5所示）。此外，实施IVF需要在药物镇静作用下，用穿刺针针头穿过阴道壁将卵泡从卵巢中取出。

之后这些卵子会在实验室条件下受精，并在3~5天内发育成熟，这就是"试管婴儿"一词的由来。发育完成的胚胎会被选择性地移植回子宫。

为了降低双胞胎或多胞胎妊娠的风险，大多数门诊都会选择单胎移植。但如果患者此前有过移植失败的经历，或当胚胎质量不佳时，也可考虑移植多个胚胎。

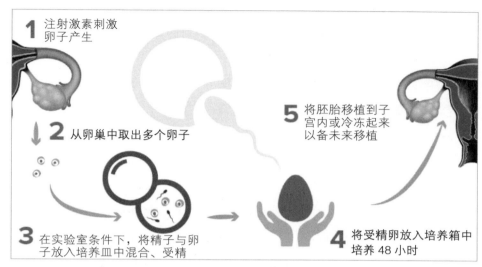

图 A–5　IVF 流程

在IVF过程中，胚胎质量是由胚胎细胞数量和整体结构决定的。一般认为，受精卵发育到第5天并进入囊胚期时，是进行胚胎移植的最佳时机。

多囊卵巢综合征相关不孕症的自然疗法

接下来，我们介绍如何通过自然疗法治疗多囊卵巢综合征患者的生育能力低下。注意，我说的是生育能力低下，而非不孕，因为只要经过有效的治疗，几乎所有多囊卵巢综合征患者都能受孕。

第一步要解决的仍然是营养和生活方式问题。多囊卵巢综合征患者最好食用减轻胰岛素抵抗的食物，摄入大量蔬菜、高质量蛋白质和适量的健康脂肪。这种饮食方式可降低多囊卵巢综合征患者体内的胰岛素水平，减少对卵巢的负面影响。对于正在备孕的多囊卵巢综合征患者而言，锻炼也是一种有益的方式，我一般建议患者每周进行3~4次中等强度的力量训练。

很多时候，通过营养疗法和锻炼即可使一些多囊卵巢综合征患者受孕，但有时仅凭这两种方式还不够。好消息是，有些营养补充剂对多囊卵巢综合征患者的受孕过程大有帮助。

复合肌醇

对于正在备孕的多囊卵巢综合征患者来说，肌醇是一种重要的营养补充剂。研究表明，肌醇在细胞的生长发育中发挥着重要作用。Myo-肌醇可调节腺体（如卵巢）的分泌，是卵子发育的重要信号。大量研究证实，卵泡中存在的Myo-肌醇水平与卵泡质量和成熟度呈正相关，对于多囊卵巢综合征患者尤其如此。[3]

有些研究人员还使用肌醇治疗多囊卵巢综合征患者的生育能力低下问题。《妇产科档案》（*Archives of Gynecology and Obstetrics*）2012年刊登的一项研究发现，比例为1∶40的D-手性肌醇与Myo-肌醇组合可提升多囊卵巢综合征患者的卵子质量和妊娠率。[4]

人们已经发现，Myo-肌醇可以提高卵巢对天然激素促卵泡激素和促黄体生成素的反应能力，这两种激素均由脑垂体产生，有助于形成按时排卵的规律，从而增加自然受孕的概率。还有研究发现，Myo-肌醇是一种优秀的"卵巢维生素"，它能改善卵泡的健康状况，提高未患多囊卵巢综合征女性实施IVF后的着床率。[5]

我至今对一位名叫苏珊娜的多囊卵巢综合征患者记忆犹新。27岁的苏珊娜曾经在一年多的时间里努力尝试受孕，但一直未成功。后来她开始服用Myo-肌醇，短短两个月内便成功受孕。苏珊娜对此感到十分惊讶，因为这种疗法见效快，且未给她带来任何压力。Myo-肌醇的另一个优点是能减轻焦虑，对应激性不孕症患者很有帮助。

肌醇的耐受性良好，其副作用包括轻微肠胃不适或便溏，但十分罕见。

D-手性肌醇

D-手性肌醇（DCI）可与Myo-肌醇搭配治疗不孕症。DCI对于减轻多囊卵巢综合征患者的胰岛素抵抗具有一定疗效。在一项针对54名多囊卵巢综合征患者的研究中，研究人员将DCI的补充剂量设为300~2400 mg不等。

遗憾的是，接受最高剂量DCI的三组女性的卵子质量和胚胎质量均较差。[6]该研究表明，不孕症患者最好使用低剂量的DCI进行治疗。但对于正在备孕的多囊卵巢综合征患者而言，DCI实际上是一种有益的产品，尤其是在服用建议剂量的情况下。DCI的耐受性良好，其副作用包括轻微肠胃不适或便溏，但十分罕见。

目前认为，Myo-肌醇与DCI在血浆中的最佳比例为40∶1。在不影响卵母细胞的情况下，这一配比似乎比单独使用Myo-肌醇或DCI更能有效促进代谢和排卵功能。按照这一比例，患者需要每日服用4 g Myo-肌醇和100 mg DCI，分两次服用。

N-乙酰半胱氨酸

N-乙酰半胱氨酸（NAC）是研究人员在治疗多囊卵巢综合征相关不孕症时使用的另一种营养补充剂。NAC源自左旋半胱氨酸，左旋半胱氨酸是一种含硫氨基酸。在治疗支气管炎或其他胸腔疾病时，NAC一般用于减少黏液的分泌。在传统医学中，NAC还可以保护肝脏免受酒精和对乙酰氨基酚的损伤。目前，NAC已被一些医生用于治疗多囊卵巢综合征引发的生育问题。

2005年，研究人员首次使用NAC对多囊卵巢综合征患者进行治疗，受试者是此前曾服用克罗米芬但未排卵的女性。搭配使用NAC与克罗米芬后，受试者的排卵数和妊娠率明显增加。[7]2012年发表的一项研究证实了这一发现。在该研究中，180名多囊卵巢综合征患者每日服用NAC和克罗米芬。与单纯服用克罗米芬的对照组相比，"NAC+克罗米芬"组受试者的卵泡数量、子宫内膜厚度、排卵数量和妊娠率均得到了改善。[8]

NAC可能还是治疗多囊卵巢综合征的有效手段，这要归功于它的几个特性。作为一种强效的抗氧化剂，NAC可提高卵巢中产生的主要抗氧化剂——谷胱甘肽的水平，这一点对女性的生育能力至关重要。NAC还能增强人体对胰岛素的敏感性，减轻炎症，降低血清睾酮和游离雄激素水平。[9]因此，NAC对高雄激素、无排卵、胰岛素抵抗和炎症均有疗效。

副作用

NAC的副作用较为罕见，包括胃灼热、恶心和排便规律改变。许多患者发现，随餐服用NAC可以减少上述副作用。

维生素D

对于正在备孕的多囊卵巢综合征患者来说，维生素D是一种至关重要的物质。虽然维生素D常被视为一种维生素，但它实际上是一种重要的激素，能在生殖周期的许多过程中发挥作用。卵巢、子宫内膜和胎盘中均含有维生素D受体，缺乏这种激素或将导致多囊卵巢综合征患者的卵泡发育受阻，进而导致无法排卵。通过基因手段去除维生素D受体的小鼠，其卵泡发育过程（卵子生长过程）会出现严重异常。

研究人员对368名接受IVF的女性进行研究发现，缺乏维生素D的患者妊娠率较低。[10]

维生素D缺乏与多囊卵巢综合征患者的性激素结合球蛋白、睾酮水平、胰岛素抵抗和血清胰岛素水平明显相关。缺乏维生素D的女性接受IVF的成功率只有正常女性的一半。维生素D受体在卵巢雌激素的产生中也发挥着重要作用。

所以，很显然，多囊卵巢综合征患者只有将维生素D维持在良好水平才能受孕。我一般建议多囊卵巢综合征患者检测体内维生素D水平，其目标值应为50~70 ng/mL。

维生素D的形式

维生素D_3又称胆钙化醇，作为维生素D的最佳形式，它是人体暴露在太阳光下自然产生的。提取自羊毛脂的维生素 D_3 易吸收，因为羊毛脂中的维生素 D_3 与人体合成的维生素 D_3 结构相同。建议维生素 D 缺乏者每日服用 4000 IU 的维生素 D_3。

提取自酵母的维生素 D_2 的吸收效果通常没有维生素 D_3 好。研究表明，维生素 D_2 的作用时间较短，功效远不如维生素 D_3。

从临床经验看，如果患者严重缺乏维生素 D，医生可以一次性开具 50 000 IU 的高剂量维生素 D 胶囊。多囊卵巢综合征患者应密切关注自身的维生素 D 水平。

维生素 D 的副作用极为罕见，但在获得更多相关数据之前，维生素 D 的服用剂量不宜高于参考范围。

小檗碱

在治疗多囊卵巢综合征引发的生育问题方面，小檗碱是一种新药。小檗碱的活性成分来自多种不同的植物（如紫叶小檗和金印草），是多种中药材（包括黄连和川黄柏）含有的重要成分。多个世纪以来，一直有医生使用小檗碱改善胰岛素抵抗和治疗糖尿病。现代研究表明，小檗碱是一种胰岛素增敏剂，其作用与二甲双胍类似。而且小檗碱还可用于治疗前列腺癌相关的不育症。

2013 年，研究人员针对 150 名多囊卵巢综合征患者使用小檗碱的情况进行了调查研究。在这项试验中，两组女性受试者分别服用二甲双胍和小檗碱来对比安慰剂。研究表明，二甲双胍和小檗碱均可提高妊娠率、降低 OHSS 的发病率；小檗碱的疗效更好，使用小檗碱还能提高活产率。[11]总体而言，小檗碱可作为二甲双胍的有效替代药物，治疗多囊卵巢综合征相关的不孕症，对存在胰岛素抵抗或体重超重的女性尤其有效。小檗碱的副作用包括胃肠道不适和便溏。

灰树花

灰树花又称舞菇，是一种具有多种药用价值的蘑菇。除了对免疫系统具有强大功效外，灰树花还能有效治疗多囊卵巢综合征相关的不孕症。2010年，日本进行的一项针对80名无排卵性多囊卵巢综合征患者的研究发现，服用由干灰树花粉制成的片剂（每次750 mg，每日3次）后，76.9%的患者恢复了排卵。[12]对于克罗米芬产生了耐药性的患者在治疗方案中加入灰树花，可使排卵率提高至75%。

灰树花对排卵具有积极作用，原因在于它能减轻患者的胰岛素抵抗。由于灰树花常用于治疗糖尿病，这一点已得到充分证实。此外，灰树花还具有抗雄激素特性，因此适用于雄激素水平高的女性。

天然黄体酮软膏

许多多囊卵巢综合征患者体内的黄体酮水平较低，这通常是卵泡健康状况不佳和排卵延迟所致。总体来说，考虑到卵泡期通常较长，而且黄体期内产生的黄体酮不足以维持妊娠，因此导致雌激素相对过剩。许多多囊卵巢综合征患者发现，使用市售的天然黄体酮产品可以改善病情。但需要注意的是，排卵之前不宜使用天然黄体酮，因此需要首先确定自己的排卵时间。通常需要将天然黄体酮软膏涂敷于毛细血管丰富的皮肤表面，如面部、颈部、胸部、乳房、手臂内侧或手掌中。

黄体酮的涂敷区域需要每天更换，不可始终涂敷于同一部位。为了避免黄体酮水平持续升高导致的抑制排卵现象，患者应根据月经周期使用和停用黄体酮（除非有医生开具的特殊处方）。天然黄体酮适用于排卵不规律或有黄体期缺陷的女性，还可用于完全无排卵的女性，只是过程更加复杂，必须在医生的指导下进行。另外，妊娠早期使用天然黄体酮软膏还可预防流产。对于有女性乳腺癌家族病史的女性，使用任何激素都应接受医生的严格监督。

牡荆

牡荆是一种美丽的植物，又称贞节树或圣洁莓，是一种颇受女性喜爱的保健草药。研究认为，牡荆主要作用于垂体和大脑中的阿片系统。

牡荆对多囊卵巢综合征患者既能产生有益作用，又能产生负面作用。有证据表明，牡荆可以减少或增加催乳素的分泌量，具体取决于其服用剂量。通常当女性的催乳素水平高于平均水平时，牡荆可发挥最佳功效，因为催乳素水平过高会阻碍排卵，扰乱黄体酮的自然产生，而黄体酮可促进生育。

研究认为，牡荆有助于治疗多囊卵巢综合征患者中常见的黄体期缺陷。黄体期缺陷是由黄体酮水平低造成的，使胚胎难以成功着床。在某些情况下，黄体期缺陷甚至可能是由潜在的高水平催乳素导致，这种现象又称潜在性高催乳素血症。研究人员对52名潜在性高催乳素血症引发黄体期缺陷的女性进行了调查，结果发现，在接受牡荆治疗后，受试者的黄体期时间明显变长。[13]由前文论述可知，牡荆可影响下丘脑的神经元，减缓GnRH脉冲，这对具有垂体性排卵问题的女性有益。

牡荆的服用剂量和适应症请参阅第6章。

黑升麻

黑升麻又称总状升麻，是一种有趣的植物，对女性健康十分有益，对治疗多囊卵巢综合征相关不孕症效果显著。埃及研究人员发现，这种毛茛科植物在诱导多囊卵巢综合征患者排卵方面的功效与克罗米芬相当。在该研究中，一组受试者每天服用黑升麻20 mg，连续10天，而另一组受试者服用克罗米芬。结果发现，黑升麻组与克罗米芬组受试者促卵泡激素与促黄体生成素的比值相近；黑升麻组的黄体酮水平更高、子宫内膜更厚。最重要的是，黑升麻组的妊娠率也更高。[14]

研究人员还发现，将黑升麻与克罗米芬搭配使用可减少药物带来的副作用，如子宫内膜变薄和宫颈黏液稀少。"黑升麻 + 克罗米芬"组受试者的子宫内膜增厚，黄体酮水平升高，临床妊娠率上升。[15]

此外，黑升麻具有抗炎作用，因此对多囊卵巢综合征有益。值得注意的是，黑升麻还会提高某些患者体内的肝酶水平。因此，服用黑升麻应该在医生的监测下进行，以确保患者对其耐受。对于肝病患者来说，黑升麻可能不是一个好的选择，但它对雌性激素失衡和存在排卵功能障碍的患者较为有效。

在治疗生育相关问题时，黑升麻的推荐剂量为 20 mg/d，连续服用 10 天（从月经周期第 1 天到第 10 天）。

白藜芦醇

白藜芦醇是一种天然多酚，常见于葡萄、浆果、坚果和红酒中。它对心血管系统有益，对癌症也具有疗效，因此人们针对白藜芦醇开展了广泛的研究。

白藜芦醇可抑制卵泡膜细胞的过度生长。在多囊卵巢综合征患者的卵巢中，这些能产生睾酮的细胞往往生长过度，导致卵巢体积增大，对排卵造成阻碍。白藜芦醇可以调节过度生长的卵泡膜细胞，使卵巢结构和功能恢复正常。

白藜芦醇还具有抗炎、抗凝血作用，有利于子宫内膜健康和胚胎着床。白藜芦醇的推荐剂量为 100~250 mg/d。鉴于白藜芦醇能稀释血液，所以不得擅自将其与其他血液稀释剂混合使用。

辅酶 Q_{10}

辅酶 Q_{10}（CoQ_{10}）是一种线粒体抗氧化剂，是治疗不孕症的常用营养补充剂之一。线粒体是细胞的能量源，因此线粒体健康对卵母细胞的健康至关重要。健康的卵母细胞中含有大量健康的线粒体DNA。在胚胎形成时，来自母体的线粒体会转移到胚胎中，而来自精子的线粒体却无法做到，这意味着母亲的线粒体健康在健康胚胎的形成过程中发挥着巨大作用。由于雄激素和胰岛素的影响，多囊卵巢综合征患者的卵子质量通常不佳。此外，改善线粒体功能还可明显改善患者的卵巢功能减退症状。

在2014年3月发表的一项研究中，研究人员对101名不孕且对克罗米芬有耐药性的多囊卵巢综合征患者使用CoQ_{10}的情况进行了调查。结果发现，CoQ_{10}组受试者卵巢内的成熟卵泡更多，子宫内膜质量更好，排卵率（65.9%，对照组为15.5%）和妊娠率（37.3%，对照组为6%）也更高。[16]

该研究据此认为，对克罗米芬有耐药性的多囊卵巢综合征患者可将CoQ_{10}作为一种有效的治疗手段。此外，CoQ_{10}对正在备孕的各种类型的多囊卵巢综合征患者都有益处，尤其是对于35岁以上的女性。

我个人倾向于使用CoQ_{10}的简化形式——泛醇。泛醇是抗氧化性CoQ_{10}，其吸收率比泛醌更佳（如图A-6所示）。泛醇的推荐剂量为200~300 mg/d。

CoQ_{10}的副作用是血压轻微下降，但十分罕见。

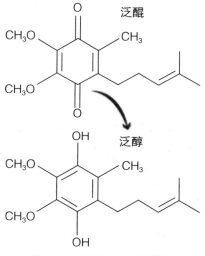

图 A-6　泛醌与泛醇的结构

案例研究

莫伊拉是一名多囊卵巢综合征患者，42岁，身材苗条。她排卵很规律，但患有多毛症和焦虑症。尽管莫伊拉已经40多岁了，但超声检查显示她的卵巢中仍然有许多小卵泡。年轻时，莫伊拉的脱氢表雄酮（DHEA）水平很高。随着年龄的增长，其DHEA水平有所下降。莫伊拉曾经努力备孕两年，但未能如愿。她尝试过IUI和IVF，结果令人失望。医生告诉莫伊拉，在这个年龄还有如此多的卵泡是个好现象，但这些卵泡的质量似乎不太好。

后来莫伊拉来到我的门诊。我发现她的胰岛素水平正常，但维生素D含量却低到了极点。于是，我要求莫伊拉每日服用300 mg泛醇（为线粒体提供支持）、4 g Myo-肌醇以及5000 IU维生素D。在了解到她的卵子质量存在问题后，我建议莫伊拉增加营养，补充 ω-3脂肪酸，同时采用天然、低胰岛素指数、无麸质饮食法。4个月之后，莫伊拉自然受孕，并生下了一个漂亮的女孩。

如前文所述，当月成熟的卵泡在几个月前便开始发育了，这也是为什么多囊卵巢综合征患者通常需要几个月的时间调理卵泡质量。莫伊拉也是在产生新的健康卵泡之后才成功受孕的。

白芍

白芍又称芍药，是中医的女性保健常用药。研究证明，白芍具有降低雄激素水平的作用。白芍含有一种名为芍药苷的物质，不仅可以抑制睾酮的产生，还能促进人体产生芳香酶，从而将睾酮转化为雌激素。

与牡荆相似，芍药同样有助于降低血清催乳素水平。研究发现，芍药还具有促排卵作用。[17] 自然疗法的总结参见表A-1。

表 A-1 生育问题的自然疗法（按因素分组）

抗雄激素	白芍
	甘草
	Myo-肌醇
	灰树花
	白藜芦醇
	N-乙酰半胱氨酸
	ω-3 脂肪酸
	维生素 D
促排卵	Myo-肌醇
	D-手性肌醇
	N-乙酰半胱氨酸
	白芍
	甘草
	黄体酮
	辅酶 Q10
	灰树花
	黑升麻
	维生素 D
	牡荆
	白藜芦醇
抑制胰岛素抵抗	D-手性肌醇
	Myo-肌醇
	N-乙酰半胱氨酸
	白藜芦醇
	小檗碱
	维生素 D
解决应激/肾上腺问题	甘草
	白芍
	牡荆
	Myo-肌醇
抗炎	白藜芦醇
	葡萄籽提取物
	甘草
治疗甲状腺疾病	碘（低剂量）
	硒
	酪氨酸

甘草

在促进生育方面，甘草具有多重功效，如抗炎、抗雄激素，常与白芍搭配治疗多囊卵巢综合征。

实验发现，甘草可明显降低女性的睾酮水平。甘草中含植物雌激素、甘草酸和甘草次酸，因此具有轻微的抗雄激素功效。而且甘草对肾上腺也有益处。最近的研究发现，甘草不会对备孕期女性带来危害，它是多囊卵巢综合征相关不孕症患者的极佳选择。但值得注意的是，甘草可使血压升高，因此高血压者应谨慎使用。甘草对雄激素水平高的女性非常有益。"白芍+甘草"配方（重量1∶1）的推荐剂量为每次2 g，每日3次；最大剂量为每次4 g，每日3次。

前文案例中提到的玛利亚备孕3年失败后来我的门诊求助。由于她尚未形成规律排卵，我对她的饮食和锻炼方案做了一些重大调整，还添加了一些营养补充剂和草药。我要求玛利亚每天服用白芍和甘草调节激素水平、促进排卵，服用小檗碱减轻胰岛素抵抗。同时，她还服用了具有多重功效的Myo-肌醇。在采用了第9章的抗胰岛素饮食法后，玛利亚成功地将腰围减少了25 cm，体重也减轻了9 kg。随着时间的推移，她的月经周期开始缩短。仅仅6个月之后，玛利亚就怀孕了。妊娠9个月后，玛利亚生下一个可爱的男孩儿，取名威廉。

针灸

很多研究人员对针灸治疗多囊卵巢综合征进行过研究，其中瑞典研究人员伊丽莎白·斯坦纳·维克多林的贡献较大。她在针灸对多囊卵巢综合征的影响方面著作颇丰。研究发现，电针疗法具有多重功效，可促进排卵，改善患者的雄激素水平，从而明显提高患者的生育能力。[18,19]

炎症

我们已经了解，多囊卵巢综合征患者的血液、卵巢及其他脏器（如肝脏）都可能受到炎症侵袭。炎症是影响生育能力的不利因素。在妊娠初期，为使胚胎顺利着床，免疫系统功能会下降，这也是许多女性在妊娠初期容易感冒的原因。

但患多囊卵巢综合征之后，免疫系统功能低下会使女性面临更多挑战。此外，多囊卵巢综合征患者的免疫系统状态通常不利于受孕。研究发现，多囊卵巢综合征患者体内的炎症介质，如C反应蛋白、肿瘤坏死因子（TNF-α）和纤溶酶原激活物抑制因子1（PAI-1）的水平较高。治疗胰岛素抵抗可以减少这些炎性物质，抗炎治疗也能对其产生直接影响。多囊卵巢综合征患者流产率较高可能与局部炎症、胰岛素抵抗或卵子质量差有关。

葡萄籽提取物和松树皮能减少TH1型炎症反应，TH1型炎症反应可能导致胚胎着床困难。高质量的ω-3脂肪酸具有降低睾酮水平和减轻炎症的双重功效。

最好服用提取自小型鱼类（如凤尾鱼和沙丁鱼）的鱼油。研究发现，鱼油适用于雄激素水平高的女性。通过分子蒸馏技术去除重金属和环境毒素的鱼油是最佳选择，也可以购买提供第三方检测结果的产品。

MTHFR 突变

多囊卵巢综合征患者在备孕期应接受亚甲基四氢叶酸还原酶基因（MTHFR）突变筛查，因为MTHFR突变是影响女性生育能力的一个复杂因素。多囊卵巢综合征患者尤其容易受MTHFR突变的影响，因为此类患者潜在的代谢问题更容易诱发MTHFR突变。

MTHFR突变可引发凝血和习惯性流产，二者是多囊卵巢综合征的常见症状。参见图A–7。MTHFR突变后，叶酸很难转化成可直接用于DNA修复和细胞生长的甲基叶酸，而人群中携带突变MTHFR的比例高达40%。MTHFR有两个不同的变种，分别为C677T和A1298C，其中C677T不仅可对叶酸–甲基叶酸的转化产生严重不良影响，且与妊娠失败的关系较大。

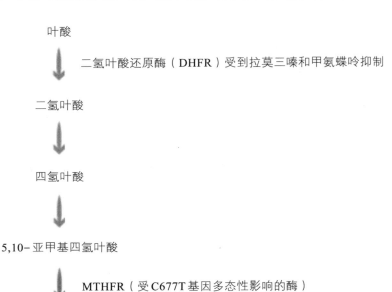

叶酸

二氢叶酸还原酶（DHFR）受到拉莫三嗪和甲氨蝶呤抑制

二氢叶酸

四氢叶酸

5,10–亚甲基四氢叶酸

MTHFR（受C677T基因多态性影响的酶）

L–甲基叶酸（神经递质合成中的活性辅助因子）

图A–7　MTHFR突变影响叶酸–甲基叶酸的转化过程

如果你无法进行MTHFR突变筛查，应确保你服用的孕妇维生素中含有活性叶酸，从而保证即使你携带突变MTHFR，细胞依然有叶酸可利用。L–5–甲基叶酸是多囊卵巢综合征患者备孕时的叶酸首选。此外，由第3章可知，二甲双胍可对一碳代谢和甲基化产生影响，因此携带突变MTHFR和正在服用二甲双胍的患者需要采取额外的预防措施。

案例研究

雪莉是B型多囊卵巢综合征患者，且具有严重的高血压和中风家族病史。还患有习惯性流产（先后流产过4次），且全部出现在妊娠早期。后来雪莉再次怀孕，幸运的是她查出了自己的C677T基因为TT型（最严重的MTHFR突变类型）。在L-5甲基四氢叶酸和一些药性温和的抗凝血营养补充剂（富含 ω-3脂肪酸的鱼油）的帮助下，她成功保胎并足月生产。

对多囊卵巢综合征合并甲状腺疾病患者生育能力有益的补充剂

甲状腺问题适用的营养补充剂请参阅第7章。亚临床甲状腺功能减退和甲状腺功能低下可增加流产、婴儿出现发育问题的风险。

美国甲状腺学会建议，妊娠初期多囊卵巢综合征患者的TSH水平应低于2.5 mIU/L。第7章提供的某些方法不适用于正在备孕的女性。表A-1中列出的甲状腺疾病治疗方法不会影响女性的生育能力，但在采用这些方法之前，最好先咨询专业人员。

不孕症与自尊

不孕症是一种能带来巨大压力的疾病，患这种疾病之后，女性可能丧失做母亲的资格以及母亲身份带来的一切。不孕症还会侵蚀一些女性的自尊甚至自身价值，许多女孩在成长过程中都有做母亲的梦想。当意识到自己这一生可能无法拥有自己的孩子时，随之而来的精神压力可谓毁灭性的。如何度过这段难熬的时期，我的建议是，尽一切努力寻求所能得到的支持，包括加入各种互助小组、寻求值得信赖的心理咨询师的帮助等。

虽然拥有自己的孩子是一个现实而伟大的梦想，但生命的意义并不仅在于孕育孩子。我的恩师兰丁·路易斯博士曾说过："你可以用多囊卵巢综合征赋予你的创造力，创造出更多美好的事物。"对于那些为生育问题苦苦挣扎的女性来说，将内在的创造力与女性价值联系起来，会让我们找回失去的东西。许多女性发现，从事创意工作，如艺术、写作、手工艺制作等，可以极大地弥合她们的情感创伤，有助于她们从低谷中走出来。

你并非真的无法怀孕

总体而言，多囊卵巢综合征患者的怀孕之路十分曲折，难度因人而异。但重要的是要记住，尽管需要花费很长的时间，但绝大多数多囊卵巢综合征患者是可以成功受孕的。

就像玛利亚、雪莉和莫伊拉一样，有效的治疗手段是多囊卵巢综合征患者重新获得生育能力并成功妊娠的保证。我常常告诉患者，患多囊卵巢综合征后只是生育能力较低，并非不孕。无论你努力尝试了多久，都要始终抱有希望，因为大多数多囊卵巢综合征患者确实能够成功受孕！

成功案例

由于多囊卵巢综合征造成的种种问题，玛丽数年来一直被生育问题所困扰。经过多年的治疗并经历了3次流产之后，她终于如愿以偿，这次玛丽希望在怀孕期间尽量保持健康。她一直在与体重作斗争，在怀孕之前已成功减掉了9 kg，但她担心体重会因怀孕而反弹，还担心患上妊娠期糖尿病，因为她知道糖尿病具有家族遗传性。由于玛丽的朋友中没有患多囊卵巢综合征后成功受孕的先例，所以她来到我的门诊咨询。在接受了合理的饮食、锻炼和营养方案后，玛丽成功受孕，而且妊娠期间的健康状况一直很好，并足月生下了一个漂亮女儿。

妊娠期胰岛素抵抗

多囊卵巢综合征通常伴有胰岛素抵抗，而且胰岛素抵抗在妊娠期仍会持续，可能带来多种问题。我们接下来介绍妊娠期和产后常见的多囊卵巢综合征并发症，以及预防这些并发症的方法。

能够为多囊卵巢综合征患者妊娠期提供支持的营养补充剂包括：

·优质孕妇维生素：通常含有甲基叶酸、约30 mg铁以及各种微量营养素，如锌、硒、镁、B族维生素等；

·维生素D：推荐剂量为3000 IU/d；

·ω－3脂肪酸：每日服用含500 mg DHA的ω－3脂肪酸；

·钙和镁：除了复合孕妇维生素外，建议额外补充钙和镁。睡前是补充钙和镁的最佳时机。我一般建议多囊卵巢综合征患者每日摄入800~1200 mg钙和400~600 mg镁，包括从饮食中获得的部分。

流产

作为多囊卵巢综合征患者，即使你闯过了所有难关成功怀孕，仍然会面临流产的风险。一般认为，多囊卵巢综合征患者的流产率是正常人的2倍。这与胰岛素水平升高有关，因为高胰岛素水平会增加凝血的风险，为胎盘的血液输送带来挑战。研究人员还发现，多囊卵巢综合征患者体内的高雄激素水平可能是导致流产的罪魁祸首。他们认为，多囊卵巢综合征导致的激素和代谢失调会使子宫内膜发生变化，进而影响胚胎的着床。导致流产的另一个常见原因是卵子质量较差——在炎症和氧化应激的刺激下，卵子的质量会受到影响。

多囊卵巢综合征患者如何预防流产

在怀孕之前建议你执行本书的8个步骤，为产生健康的卵子、创建更健康的生殖与代谢环境打下基础。重要的是，在怀孕期间你可以继续实施多囊卵巢综合征饮食方案，只需将每餐的碳水化合物含量稍微调高一些。通常你每餐需要摄入少许的淀粉类蔬菜，每天再吃3次零食作为"加餐"。

蛋白水解酶

在一项研究中，德国研究人员对144名孕妇进行了蛋白水解酶治疗。结果发现，此疗法可能对免疫问题引发的习惯性流产有效。接受蛋白水解酶疗法后，其中114名受试者顺利产下了健康婴儿。但这种疗法仍然有待更多研究验证，不适合患者在无医生监督指导下擅自采用。鉴于蛋白水解酶也具有血液稀释作用，因此不得擅自与其他抗凝血剂搭配使用。

EPA与ω-3脂肪酸

第2章曾提到分子蒸馏后的ω-3脂肪酸，其主要成分为EPA，这种脂肪酸是减轻妊娠期炎症和胰岛素抵抗的理想选择，我建议孕妇每日服用1200 mg EPA和含有500 mg DHA的ω-3脂肪酸。

低剂量阿司匹林

许多生殖医学门诊经常推荐使用小剂量阿司匹林来稀释血液，预防流产。孕妇必须在医生指导下小剂量使用阿司匹林。如果没有医生的密切监督，不得擅自将其与任何其他血液稀释剂搭配使用。

妊娠期糖尿病

多囊卵巢综合征患者更容易患妊娠期糖尿病。需要特别指出的是，35岁以上女性的胰岛素抵抗在妊娠期会加重，再加上多囊卵巢综合征的影响，往往导致高龄产妇患妊娠期糖尿病。妊娠期糖尿病的主要风险是胎儿易成为"巨婴"，出现难产或增加剖腹产风险。

妊娠期糖尿病筛查一般通过口服葡萄糖耐量试验进行，建议你最好在妊娠27周左右做此项筛查。如果筛查结果显示你有妊娠期糖尿病患病风险，可以在家使用血糖仪测试自己的空腹和餐后血糖水平。餐后两小时的血糖目标值应低于6.7 mmol/L，早上空腹血糖的目标值应低于5.8 mmol/L。如果一餐之后你的血糖飙升，应仔细研究吃了什么，是否摄入了大量碳水化合物，食物中是否隐含糖，是否有足够的蛋白质和蔬菜等。

多囊卵巢综合征营养方案对于预防妊娠期糖尿病非常有效。无须进行胰岛素计数，只须简单地搭配一下食物，避免摄入糖和过多碳水化合物，增加蔬菜摄入量即可。此外，锻炼也是避免妊娠期糖尿病的有效方式。如今有不少孕期安全锻炼的视频可供参考，快走和游泳也是比较适合孕妇的锻炼方式。

幸运的是，妊娠期糖尿病一般在分娩后立即消失。但很多多囊卵巢综合征患者已经意识到，患妊娠期糖尿病后，未来再患糖尿病的风险会增加。

其他有助于预防妊娠期糖尿病的建议：

1.增加膳食纤维摄入量。可以多吃蔬菜，或服用葡甘聚糖，餐前用一杯水送服；

2.Myo－肌醇对多囊卵巢综合征患者的妊娠期糖尿病具有预防作用。研究发现，肥胖孕妇每日服用2 g Myo－肌醇，即可将妊娠期糖尿病和高血压的发病率降低一半左右。[20]但孕妇必须在医生的监督指导下服用Myo－肌醇；

3.不可单独摄入碳水化合物。务必将碳水化合物与健康的脂肪或蛋白质搭配食用，以达到减缓吸收的目的。

妊娠期高血压疾病

多囊卵巢综合征患者在妊娠期还面临高血压的风险。妊娠期高血压疾病与胰岛素抵抗和炎症有关。妊娠期高血压又称子痫前期，其病程发展严重时可危及母亲及胎儿健康。慢性高血压还会限制胎盘中流向婴儿的血流，甚至导致母体出现危险的"凝血瀑布"。与妊娠期糖尿病一样，妊娠期高血压疾病也会在分娩后自行消失，但它同样会增加未来再患高血压的风险。

子痫前期的常规检测方式包括尿蛋白和血压常规检测。

应对妊娠期高血压疾病的建议如下：

1.继续执行健康饮食方案，有规律地进行锻炼；

2.检测维生素D的水平，并使其维持在最佳范围内，因为维生素D缺乏可引发高血压；

3.镁是一种很好的补充剂，孕妇可安全服用。每日补充400~600 mg柠檬酸镁有助于预防和治疗高血压。由于镁具有降血压功效，因此医院常通过静脉注射镁治疗子痫前期；

4.辅酶Q_{10}可以预防子痫前期。研究发现，从妊娠20周到分娩，每日服用200 mg辅酶Q_{10}的孕妇发生子痫前期的比例只占对照组的一半，但孕妇必须在医生的监督指导下服用辅酶Q_{10}；

5.某些病症可能需要药物干预。为了控制病情，孕妇应积极配合医生的治疗。

多囊卵巢综合征患者的产后问题

孩子出生后，多囊卵巢综合征患者可能面临一些特殊的产后问题。本节将对这些问题进行介绍，并提供相应的解决方案，帮助你做好调整，共同开启与宝宝的新生活。

母乳喂养

恭喜，你现在已经有了孩子，而且一切进展顺利。许多多囊卵巢综合征患者都可实现母乳喂养，但有些女性遇到了一些困难。首先，不要担心，要努力找出原因，大多数多囊卵巢综合征患者是可以成功实现母乳喂养的。

有些多囊卵巢综合征患者可能无法实现母乳喂养。在青春期，有些女孩体内的雄激素水平较高且雌性激素（如雌激素）不足，乳腺组织无法正常发育。还有一些患者乳房中的乳腺组织较少、脂肪组织较多，或者乳房发育不完全，尺寸较小且呈筒状。但除以上情况外，乳房发育完全不受影响，而且许多多囊卵巢综合征患者的乳房能分泌足够的乳汁，完全可以实现母乳喂养。

作为新妈妈，最重要的是要温柔地对待自己。此时你需要更多的鼓励和支持，所以当你为实现母乳喂养而尽最大努力时，尽量远离那些指手画脚让你感到内疚的人。

提供良好的营养、有效控制胰岛素抵抗是有益于多囊卵巢综合征患者实现母乳喂养的重要手段。你需要补充更多的钙和镁，两者的服用剂量一般为：钙1000 mg/d、镁500 mg/d。

你还可以继续实施多囊卵巢综合征患者营养方案，只是每日需要额外补充300~500卡路里的热量。所以尽量选择优质蛋白和健康脂肪，不要摄入过多的碳水化合物。

在母乳喂养期间，可以提前准备好一周的慢炖食物，这样你在照顾孩子时就不必在做饭上花费太多精力。还可以用一些简单的方法继续坚持健康饮食。比如，购买一些切好的蔬菜或沙拉，因为这些食物对你和宝宝都有益。

此外，你还应该多补充水分，多注意休息。照顾婴儿是一件苦差事，睡眠不足会扰乱人体的皮质醇，进而影响母乳喂养。如果条件允许，最好能多休息，比如找人帮忙照看一下孩子，睡一个午觉。

增加泌乳量的方法

在某些情况下，草药可以改善乳汁分泌不足问题。如果你确定乳汁不足不是含乳方式不对造成的，而且咨询了哺乳咨询师之后仍无效果的话，可以尝试服用下述草药。

自然疗法

希望增加泌乳量的多囊卵巢综合征患者可服用两种草药——胡芦巴和圣蓟。纽曼母乳喂养诊所的杰克·纽曼博士建议服用这两种草药的胶囊制剂，每种每次3粒，每日3次。纽曼博士发现，这些草药在服用当日即可见效。但服用一定量的胡芦巴会使汗液和尿液带有枫糖浆气味。

传统疗法

多潘立酮是一种处方药，可以提高女性的泌乳量。多潘立酮可以增加催乳素的分泌量，进而刺激乳汁的产生。其作用机制是阻断脑垂体中的多巴胺受体。但对于具有慢性疾病，以及心律不齐、肝功能异常或胃功能异常的女性，应禁用多潘立酮。多囊卵巢综合征患者也可能患上述疾病，因此在用药之前应咨询经验丰富的医生，确保安全服用。

产后抑郁症和焦虑症

由于多囊卵巢综合征患者的抑郁和焦虑指数较高，因此产后更有可能患相应疾病。黄体酮、雌激素和催乳素等激素在妊娠期一直维持在较高水平，产后激素水平急剧下降，会使许多女性出现情绪问题。因此你需要多留意自己的情绪变化，比如是否缺乏动力、出现焦虑或者无法适应新妈妈角色。

如果你产后感到不适，一定要寻求帮助。不要拒绝家人和朋友的帮助，如果感到自己情绪即将失控，应寻求心理咨询。母乳喂养期间，服用下列营养补充剂是比较安全的：

· 复合维生素B

· 镁

· Myo-肌醇*

*Myo-肌醇不仅可缓解焦虑，而且对多囊卵巢综合征也有益处。

产后甲状腺功能紊乱

产后4~6个月最容易出现甲状腺功能问题。由于桥本甲状腺炎（一种自身免疫性甲状腺疾病）在多囊卵巢综合征患者中较为常见，因此应注意产后患甲状腺炎的风险。在分娩6周后，请务必做甲状腺抗体检测，特别是当你出现了畏寒、疲惫、抑郁、减肥困难等症状时。

产后闭经

多囊卵巢综合征患者可能会经历相当长的产后闭经期，即产后闭经时间可能比其他女性长，雄激素过多和胰岛素抵抗是导致这一现象的原因。解决产后闭经问题可尝试本书前文提供的8个步骤。

孕期和初为人母时期是人生中最美好的时光之一。虽然多囊卵巢综合征给这段时光带来了不少挑战，但通过合理的饮食和治疗手段，大多数女性都恢复良好，且能在孕期和产后长期保持健康。最重要的是，可以好好享受与宝宝在一起的难得时光！

附录 B 多囊卵巢综合征与围绝经期

身处韶华的你，须知人的生命只有一次，每一刻光阴都弥足珍贵。当衰老来临时，还请坦然面对。

——露易丝·海

尽管很多人认为，多囊卵巢综合征是育龄妇女才会患的一种疾病，但它实际是一种可持续到绝经后很久的复杂内分泌疾病。女性在接近围绝经期时，卵巢中的卵子数量持续减少，雄激素水平也会自然下降。此时，多囊卵巢综合征引发的激素问题会得到明显改善，排卵也会更有规律。

围绝经期是指女性绝经前后的生理阶段，通常出现在50岁左右，自最后一次月经周期结束一年后开始计算。

围绝经期

绝经前的几年，由于女性卵巢功能开始减退，激素水平开始发生变化。我们已经知道，雌性激素主要是在排卵过程中产生的，随着卵泡发育和激素分泌能力的下降，女性的整体激素水平会发生巨大变化。

围绝经期一般可持续4年。在围绝经期初期，女性月经周期通常会缩短，排卵更加密集。到了围绝经期后期，月经周期开始变得不规律，闭经时间较长，可持续3个月以上。吸烟或自身免疫性疾病可导致女性提前绝经，遗传因素也会产生影响。

围绝经期的激素表现

在围绝经期，卵子的质量和数量会发生变化，影响卵泡对垂体信号的反应能力。受到垂体激素刺激后，卵巢开始产生雌激素，卵泡也开始发育。但在围绝经期，促黄体生成素的增加不足以诱发排卵。因此，雌激素水平会在此期间"起伏不定"，从而引发明显的症状。随着时间的推移，卵泡数量减少，排卵间隔延长，雌激素水平开始下降，不再产生黄体酮。

围绝经期的开始

影响女性进入围绝经期时间的主要因素是卵巢储备——卵巢中卵泡的数量。由于多囊卵巢综合征患者的卵巢储备数量往往高于平均水平，因此她们进入围绝经期的时间比其他女性晚。[1]

进入围绝经期，促卵泡激素水平一般开始上升。随着年龄的增长，卵巢产生的抑制素B会越来越少。在缺少抑制素B的情况下，卵泡需要更多的促卵泡激素才能发育成熟并排卵。众所周知，多囊卵巢综合征患者的促卵泡激素水平相对于促黄体生成素较低，所以促卵泡激素水平的升高使其月经周期随年龄增长变得更规律。虽然促黄体生成素的水平同时升高，但相比而言，促卵泡激素的增量更大，这有助于缓解多囊卵巢综合征患者常见的促卵泡激素与促黄体生成素比值异常问题。

在围绝经期，至少在围绝经期的初始阶段，雌激素水平保持不变，甚至可能由于高水平促卵泡激素而升高。但随着围绝经期的发展，卵泡开始受到影响，不再持续产生雌激素，导致雌激素水平最终下降，这段时期的雌激素水平像过山车一样起伏不定。黄体酮水平在某些月经周期表现正常，但在其他时间却相当低。由于缺乏黄体酮，雌激素会成为优势激素。

围绝经期

最后一个月经周期之后，女性就不再排卵了，卵巢也不再产生黄体酮，但卵巢仍会持续产生少量其他激素，如雄烯二酮。

随着围绝经期的推进，所有女性的胰岛素敏感性都会下降，这会明显加剧多囊卵巢综合征患者的胰岛素抵抗。事实上，绝经后的多囊卵巢综合征患者比其他女性更容易产生胰岛素抵抗。因为多囊卵巢综合征患者终生都会面临胰岛素抵抗问题，这一点并不奇怪。

围绝经期与雄激素

围绝经期女性的绝大部分激素来源于肾上腺。卵巢产生人体约25%的睾酮和60%的雄烯二酮，但女性的雄激素水平会在进入围绝经期后明显下降，而肾上腺分泌人体约40%的雄烯二酮和全部硫酸脱氢表雄酮。尽管肾上腺激素水平会随年龄的增长而下降，但这是一个渐进的过程。因此，肾上腺分泌的雄激素在围绝经期仍然存在并成为优势激素。有趣的是，大约50%女性的卵巢在绝经后仍然能产生少量的雄激素。

因此，尽管多囊卵巢综合征患者的雄激素水平会随年龄的增长而明显下降，月经周期也会变得更有规律，但与其他女性相比，多囊卵巢综合征患者的雄激素水平整体来看仍然较高。

但在围绝经期之后，多囊卵巢综合征患者的游离雄激素和游离睾酮水平会升高。我们前文曾提到一种名为性激素结合球蛋白的睾酮结合蛋白，这种蛋白在胰岛素抵抗的环境中会减少。女性绝经后，在胰岛素抵抗的作用下，雄激素在血液中自由流动，仍然会对身体产生一定的影响。女性的瘦素水平也会受围绝经期影响，并在绝经后升高，这种现象是由围绝经期女性体重增加造成的。我们知道，多囊卵巢综合征患者体内的脂联素水平较低，脂联素是脂肪细胞分泌的一种保护性物质。因此，多囊卵巢综合征患者更容易出现胰岛素抵抗、瘦素抵抗和绝经后体重增加。此外，绝经后的第一年，女性的总胆固醇和低密度脂蛋白胆固醇水平会上升。研究认为，导致这一现象的原因是激素水平的变化。

美国国立卫生研究院（NIH）研究发现，女性绝经后的雄激素水平与心血管疾病的发病率存在明显的正相关性。[2]除了胰岛素抵抗的直接影响外，这也可以解释为什么多囊卵巢综合征患者在绝经后更容易患心血管疾病。

围绝经期与雌性激素

雄性激素通常在人体组织中转化为雌性激素。随着女性年龄的增长，这一转化过程也会发生巨大的变化。总体来说，血液中雌二醇和雄烯二酮的水平较低，但睾酮和雌酮的水平非但未降低，反而有所升高。因此，雌酮成为围绝经期女性的主要雌性激素。

DHEA-S的水平会在围绝经期后期短暂上升，这时女性的月经周期越来越长。因此，肾上腺雄激素过多的女性在停经前，会出现明显的月经不规律和较长的月经周期。

多囊卵巢综合征与骨质疏松症

骨质疏松症是所有女性进入围绝经期都会面临的一个重要问题。但好消息是，大量研究发现，由于雄激素水平上升，多囊卵巢综合征患者患骨质疏松症的概率降低。[3]雄激素可刺激多囊卵巢综合征患者的骨骼生长，提高骨密度。此外，增加运动会使多囊卵巢综合征患者拥有更多的肌肉，适度的运动也会提高骨密度。

另一方面，雌激素长期处于低水平的女性患骨质疏松症的风险更大，只是这种现象并不常见，因为即使排卵不规律，大多数多囊卵巢综合征患者仍能产生雌激素。即便如此，如果你的雌激素水平较低，最好密切关注身体的变化。

另外，缺乏维生素D会降低骨密度，胰岛素抵抗也与维生素D水平下降有关。所以，所有女性都应该特别关注自己绝经后的维生素D水平。

围绝经期多囊卵巢综合征患者可以采取的措施

进入围绝经期后，大多数女性可以选择服用一些营养补充剂。多囊卵巢综合征症状明显的女性可以采用自然疗法缓解围绝经期的不适。

调节激素水平

在围绝经期，困扰女性的症状包括潮热、盗汗、情绪波动、阴道干涩、性欲减退、失眠、腹胀、乳房胀痛、月经量过多等。其中有些症状是雌激素和黄体酮水平低造成的，另一些则是激素水平波动的结果。建议多囊卵巢综合征患者补充下列营养素。

西伯利亚大黄

研究发现，从西伯利亚大黄中提取的一种名为ERr 731的物质，可明显减轻女性在围绝经期和绝经后的症状。在减少女性每天出现的潮热次数方面，ERr 731的功效与低剂量激素替代疗法相近，而且这种物质还能缓解女性围绝经期的其他症状。

由于西伯利亚大黄可作用于雌激素受体，所以有乳腺癌病史的女性不宜使用这种草药。西伯利亚大黄的推荐剂量为每日补充含4 mg ERr 731的大黄。

缬草根

传统医学中，缬草根用于治疗失眠症。研究发现，这种草药对围绝经期女性有益。在一项针对76名具有潮热症状的围绝经期女性的跟踪研究中，实验组服用缬草根（每次225 mg，每日3次）进行治疗。4周后，该组受试者的潮热严重程度和发病频率均取得明显改善。[4]

黑升麻

　　黑升麻又称总状升麻，是备受研究人员关注的一种草药，广泛用于治疗各种围绝经期不适，如潮热和阴道干涩。长期以来，黑升麻被认为具有植物雌激素活性。最新研究发现，黑升麻可能是通过其他机制起作用，因为它似乎并不会与雌激素受体结合。[5]研究人员对黑升麻治疗围绝经期问题的作用机制进行了研究，发现它可对大脑产生影响——通过神经递质影响下丘脑，这与目前认为的引发潮热的原因有关。雌激素会影响大脑中负责温度调节、改变静脉血流量和动脉张力区域中神经元的激活率。研究还发现，黑升麻中的成分可与神经递质受体结合，而这种受体与潮热有关。

　　如前文所述，黑升麻具有抗雄激素特性，能够抑制5-α还原酶，5-α还原酶可将睾酮转化为一种强效雄激素——双氢睾酮。由于许多多囊卵巢综合征患者在绝经后仍存在雄激素相关的症状，因此黑升麻的抗雄激素特性可为她们带来不错的疗效。

　　在某些特殊情况下，黑升麻有可能提高肝酶水平，因此应在医生指导下服用。有乳腺癌病史的女性也不宜服用黑升麻，因为其作用机制尚待更多研究揭示。在治疗围绝经期症状时，黑升麻的推荐剂量为40 mg/d。

预防骨质疏松

　　多囊卵巢综合征患者在围绝经期和绝经后还应补充各种维生素和矿物质，包括易吸收型钙、镁、维生素D等。虽然雄激素可转化为雌激素，但多囊卵巢综合征患者的雌激素水平在此阶段仍会下降，且绝经后更易缺乏维生素D。因此，骨骼健康应该是多囊卵巢综合征患者优先考虑的问题。

　　如果你的饮食中含有丰富的绿叶蔬菜和天然食品，那么预防骨质疏松症还应补充柠檬酸钙或羟基磷灰石钙。根据饮食和身体需求，可以每日补充600~900 mg上述钙质。

　　这两种钙易于吸收，耐受性好。研究发现，在维持骨密度方面，羟基磷灰石钙明显比碳酸钙等其他形式的钙更有效。

维生素K₂（MK7）

MK7是维生素K的一种生物活性形式，在骨代谢、钙利用和骨钙（骨骼内钙质结合）活性方面发挥着重要作用，但这种作用一直未得到应有的重视。研究发现，MK7不仅可增加胸椎、股骨颈和腰椎的骨强度，还能减缓衰老导致的骨密度下降。[6]

MK7的推荐剂量为45~180 μg/d。由于维生素K可对凝血途径和口服抗凝血剂产生不利影响，所以如果你正在服用抗凝剂，在补充维生素K之前请务必咨询医生。

维生素D

如前文所述，多囊卵巢综合征患者应补充维生素D，以保证其维持在正常水平。鉴于多囊卵巢综合征患者普遍缺乏维生素D，在标准的促进骨骼生长方案中，维生素D的剂量应达到每日3000 IU甚至更高。

硅

从膳食中摄入硅有助于保持良好的骨密度，因为硅在胶原合成、骨骼矿化和维护结缔组织完整性方面发挥着一定作用。一项研究发现，向钙和维生素D标准补充方案中添加胆碱稳定性正硅酸，可以提高骨骼形成标志物的数量，从而改善股骨颈评分。[7]硅的推荐剂量为3 mg/d。

对于多囊卵巢综合征患者而言，运动始终是关键因素，围绝经期也不例外。事实上，多囊卵巢综合征患者在围绝经期更要坚持运动，因为此时的胰岛素抵抗会更加严重。

最重要的一点是，当你进入围绝经期后，应继续通过营养手段促进新陈代谢。如欲了解更多保持心血管和代谢健康的方法，请通读附录C、第2章和第3章的相关内容，其中提供了消除胰岛素抵抗和炎症的详细方法。

附录 C　多囊卵巢综合征与肥胖症、糖尿病、癌症和心血管疾病

当下，疾病预防是人类最重要的努力方向之一。

——查尔斯·梅奥

阿米娜今年31岁，但她患多囊卵巢综合征已经十几年了。她留着顺滑的棕色波波头，很有女性魅力。她是一位事业成功的女性，供职于一家大型金融公司。阿米娜已经与现男友谈了5年恋爱，他们希望能尽快步入婚姻的殿堂。由于工作压力大、时间长，她无法抽出太多的时间锻炼，还经常点外卖。而且阿米娜的许多家庭成员都超重，有糖尿病和高血压家族病史。去年年度体检时，阿米娜对检测结果颇为吃惊。

医生告诉她，她的甘油三酯、"有害"胆固醇和肝酶水平都很高，之后医生为她做了超声检查，发现脂肪组织已开始"吞噬"她的肝脏。阿米娜认为自己还年轻，从没想到出现这些问题。但患多囊卵巢综合征会导致这些疾病提前出现，所以对于多囊卵巢综合征患者来说，定期监测自己的健康状况非常重要。

代谢风险因素：胰岛素抵抗与 2 型糖尿病

多囊卵巢综合征会带来更多代谢风险，可能导致胰岛素抵抗、高胆固醇、高血压和2型糖尿病等，使多囊卵巢综合征患者更容易患慢性疾病。

我们已经了解到，容易引发多囊卵巢综合征的基因通常倾向于储存能量，这会帮助她们抵抗饥饿、应对应激。因此，标准的西方饮食对多囊卵巢综合征患者不利，这种饮食为慢性疾病的发展提供了温床。

胰岛素抵抗如何引发2型糖尿病

在女性患糖尿病之前，胰岛素抵抗早就存在了。许多多囊卵巢综合征患者虽然出现了胰岛素抵抗，但她们的血糖水平正常。糖尿病是胰岛素抵抗进一步发展的结果。血糖水平会在餐后升高，此时产生胰岛素抵抗的人需要大量胰岛素控制血糖。为了产生足够的胰岛素，胰岛细胞会努力分泌胰岛素。久而久之，疲惫的胰岛细胞不能再控制血糖。于是，血糖水平开始升高，最终高于正常水平。

与前文介绍的脂毒性相似，此时胰腺内开始出现"糖脂毒性"。糖脂毒性是指高血糖与高游离脂肪酸共同对胰岛细胞造成破坏。

当然，上述说法太过简化。最近一项研究发现，直接从胰腺中去除1 g脂肪即可缓解2型糖尿病。[1]这一发现证实了游离脂肪酸和炎症细胞因子介质可对细胞造成损伤的结论。一旦胰岛细胞受损，血糖水平逐渐失控，便会出现糖尿病。

现在你应该明白，为什么多囊卵巢综合征患者易患糖尿病了吧。因为炎症和胰岛素抵抗是引发糖尿病的关键因素。虽然糖尿病治疗不属于本书的讨论范围，但我希望你能意识到其重要性，并通过合理的营养和改变生活方式预防这种疾病。

心血管疾病

由于多囊卵巢综合征常伴随代谢风险、高水平低密度脂蛋白、低水平高密度脂蛋白胆固醇、高血压和胰岛素抵抗，因此这种疾病还会增加女性患心血管疾病的风险。在美国，高达70%的多囊卵巢综合征患者存在高胆固醇问题。一项研究综述发现，患多囊卵巢综合征的女性并发心血管疾病的风险是正常人的2倍。这项综述还发现，这种风险并不完全与BMI有关，即使身材苗条的女性也可能存在较高的患病风险。[2]所以，这种风险应引起所有多囊卵巢综合征患者的重视。

值得注意的是，雄激素的来源可能影响患心血管疾病的风险程度。与睾酮主导型患者相比，肾上腺雄激素（如硫酸脱氢表雄酮）主导型患者患心血管疾病的风险更低。所以，如果你体内的睾酮水平较高，随着年龄的增长，你需要采取更多措施保护心脏健康。

非酒精性脂肪肝

非酒精性脂肪肝（NAFLD）是多囊卵巢综合征患者常患的一种疾病，也是全球较为常见的一种肝病，发达国家有20%~30%的人患有此病。患NAFLD后，脂肪堆积在肝细胞中，从而导致肝脏结构和功能发生改变。最令人担忧的是，NAFLD可直接诱发心血管疾病。即使你目前没有疾病症状，NAFLD也可能随时为你带来各种风险。所以发现这种疾病后，需尽快采取措施治疗。

我们曾在第3章介绍过，来自葡萄糖、碳水化合物等的体内多余能量，会以脂肪的形式储存在肝脏中。更糟糕的是，储存在肝脏中的脂肪会产生脂毒性并造成氧化应激，对肝细胞造成损害。如果NAFLD的病程足够长，肝细胞会受到永久损伤，进而引发非酒精性脂肪性肝炎（NASH）。幸运的是，如果你能及时发现NAFLD，你的病情是完全可以逆转的。

2013年1月发表在《人类生殖学》杂志上的一项研究对100名女性进行了调查，其中约有一半为多囊卵巢综合征患者，另外一半对照组为正常女性。结果表明，67%的多囊卵巢综合征患者有脂肪肝，而这一比例在对照组中只有25%。我们已经知道，多囊卵巢综合征患者有患脂肪肝的风险。研究表明，大多数多囊卵巢综合征患者体内的雄激素水平较高，而高雄激素是导致脂肪肝的重要因素。[3]

缓解NAFLD

你可采取下列措施缓解NAFLD。

1.如果你身高中等，则应该将腰围控制在89 cm以内。娇小的女性需要将腰围控制在81 cm以内，这样患NAFLD的概率可大大降低。腰围反映的是腹部脂肪的堆积程度，而且大部分脂肪集中在肝脏周围。

2.采纳本书有关饮食与生活方式的建议，减轻胰岛素抵抗是降低脂肪肝发病率的关键。

3.即使只减掉3%~5%的体重，也能使脂肪肝得到改善，所以你应该尽自己所能，逐步努力减重。

4.确保饮食中不含糖。由于肝脏脂肪与甘油三酯有密切关系，因此糖和精制碳水化合物是脂肪肝的罪魁祸首。

5.不要过度饮酒，因为酒精会恶化NAFLD，还会增加脂肪堆积，使脂肪肝发生炎症病变。有趣的是，少量饮酒实际上有助于抵抗这种疾病。基于8000名受试者的全国健康与营养数据表明，每天喝一杯酒可以将患NAFLD的风险降低一半。[4]

6.食用富含胆碱的食物，增加胆碱的摄入量。胆碱在肝脏中发挥着一种特殊的保护作用，因为它为脂肪通过形成极低密度脂蛋白而排泄提供了一条途径。如果身体缺乏胆碱，肝脏将无法分解脂肪并将其排泄到血液中。富含胆碱的食物包括蛋黄、有机草饲动物肝脏和野生鱼类（如表C-1）。治疗脂肪肝所需的胆碱量取决于饮食情况，饮食中含有的精制食品、碳水化合物和劣质油越多，需要的胆碱就越多。胆碱的推荐摄入量为500 mg/d。

7.避免食用精炼植物油。脂肪肝患者食用多不饱和脂肪酸会加快炎症性非酒精性脂肪性肝炎的病程。[5]因为这种类型的油更容易被氧化并在肝脏中产生炎症。应选择高质量的冷榨植物油，如低温烹饪用特级初榨橄榄油和高温烹饪用特级初榨椰子油，从而保证更好的稳定性。

8.摄入高质量B族维生素，包括维生素B_{12}、维生素B_6、叶酸等。多吃菠菜，因为菠菜中含有丰富的甜菜碱。这些营养物质有助于胆碱的产生，从而帮助肝脏排出多余脂肪。

9.服用α-硫辛酸。研究人员对患胆碱缺乏型脂肪肝的小鼠进行了研究，发现服用α-硫辛酸可以改善肝脏的抗氧化状况，减少炎症性损伤，从而改善肝脏的健康状况。此外，α-硫辛酸还有助于降低肝脏中脂质的过氧化水平。[6]

10.服用水飞蓟。2012年，研究人员对179名脂肪肝患者进行了随机对照试验，结果发现，水飞蓟可以改善肝酶，减轻胰岛素抵抗，并使肝细胞的外观恢复正常。[7]水飞蓟的服用形式包括茶、胶囊和酊剂。

表 C-1　食物中的胆碱

食物	每份食物中的胆碱含量（mg）
蛋黄	680
蛋清	270
牛肝（煎熟）	430
鸡肝	330
猪腿肉（瘦肉）	110
阿拉斯加野生三文鱼	96
鳕鱼	84
亚麻籽	79
苋菜	70
藜麦	70
杏仁	52
西蓝花（熟）	40
球芽甘蓝（熟）	42
南瓜子	39
芸豆	33
西蓝花（生）	19

　　数据来源：美国农业部常见食物胆碱含量数据库（USDA Database for Choline Content of Cornmon Foodds）。

多囊卵巢综合征与癌症

许多多囊卵巢综合征患者担心自己更容易患癌症，尤其是卵巢癌和乳腺癌。虽然与胰岛素抵抗、2型糖尿病和心血管疾病等代谢风险相比，多囊卵巢综合征患者并发癌症的风险要小得多，但对其有所了解也是必要的。事实上，多囊卵巢综合征引发的癌症是很容易预防的。

多囊卵巢综合征主要影响子宫内膜癌的发病率。当月经周期较长时，雌激素作用于子宫内膜的时间相对较长，从而导致子宫内膜增厚。如果此时未发生排卵，卵巢几乎不产生黄体酮来改变子宫内膜结构，子宫内膜便无法脱落。

因此，有些多囊卵巢综合征患者的子宫内膜会增厚，出现子宫内膜增生。如果任其发展下去，患子宫内膜癌的风险就会增加。2015年，丹麦研究人员针对12070名多囊卵巢综合征患者的研究发现，她们患子宫内膜癌的风险较正常人群增加了4倍。[8]但你无须过度惊慌，因为绝大多数多囊卵巢综合征患者的子宫内膜癌为I型，等级较低，扩散较慢，通常是可以治愈的。同样重要的是，在这12070名女性中，只有16人实际患病，即多囊卵巢综合征患者患子宫内膜癌的概率为0.13%。而在正常人群中这一概率为0.03%。即使是0.13%的概率也不算很高，而且子宫内膜癌是可以及早发现并治愈的。

因此，排卵不规律的女性有必要每年做一次盆腔超声检查和子宫内膜活检，以判断子宫内膜健康状况。

如果你长时间不来月经，如每3个月一次，则需要采取措施诱导月经。这并不包括停用避孕药或怀孕之后，因为在这两种情况下，多囊卵巢综合征患者需要一段时间才能恢复月经周期，而且此时雌激素也往往处于较低水平。如果你在停用避孕药6个月后月经仍未恢复，而且患有多囊卵巢综合征，建议你做超声检查和激素水平血液检测，包括促黄体生成素、促卵泡激素、雌二醇和孕酮。

丹麦研究人员调查了其他癌症与多囊卵巢综合征的关系，发现多囊卵巢综合征与乳腺癌或卵巢癌不存在明显的相关性，这一结论与目前的大多数证据相符。研究还发现，年轻多囊卵巢综合征患者卵巢癌的发病率有小幅上升，但并不明显。

但多囊卵巢综合征与结肠癌、脑癌和肾癌的患病风险增加有关，这是一项惊人的发现。研究人员将肾癌和结肠癌的患病风险主要归因于BMI的上升和胰岛素抵抗的加剧，而不是多囊卵巢综合征本身。

脑癌多发生于垂体部位，这与此前的研究结论一致：良性垂体微腺瘤可能导致多囊卵巢综合征。因为这种增生物可以分泌催乳素，导致激素失衡。研究发现，22%的人都存在垂体微腺瘤，且其中的绝大多数人对此一无所知。[9]

你需要密切关注子宫内膜增生的情况，以及是否出现长时间闭经等现象。对于其他类型癌症的预防，你只须采纳本书提出的营养和生活方式建议，因为大多数建议都能促进新陈代谢，降低我们患癌的风险。当然，对于所有类型的癌症，环境都是重要的影响因素，因为环境毒素会使多囊卵巢综合征患者患癌的风险增加。例如，双酚A不仅能促进子宫内膜肿瘤细胞的生长，还能增加卵巢癌和乳腺癌的患病风险。

幸运的是，本书提供的8个步骤为你提供了完善的预防措施，让你远离癌症、心血管疾病和2型糖尿病。即使你的月经周期随着年龄的增长变得规律起来，本书提供的方案也能帮助你预防其他疾病，保持健康、快乐和长寿。

附录D　多囊卵巢综合征患者推荐饮食与食谱

一周饮食方案与食谱示例——胰岛素计数方案

我会在此附录中提供营养方案的具体实施方法，我们首先介绍两种常见的营养方案，而第三个方案我称之为8步胰岛素计数方案，是前两种方案的升级版。

许多营养方案对多囊卵巢综合征患者都有效，包括原始饮食法、生酮饮食、碳水化合物计数法等。在介绍8步胰岛素计数方案和食谱之前，我先介绍两个比较受欢迎的多囊卵巢综合征推荐营养方案。

原始饮食法

原始饮食法是一种极佳的饮食方案，其食物构成主要以蔬菜为基础，再加上高质量的动物蛋白质，如富含健康脂肪的草饲肉类等。8步胰岛素计数方案与原始饮食法十分相似，它也是一种基于天然食品、以植物性食物为核心、避免炎性食物（如含麸质食物和乳制品）的饮食方案。

8步胰岛素计数方案与原始饮食法的主要区别在于，对于某些女性来说，如果能将每餐的胰岛素指数控制在目标范围内，也可以偶尔摄入一定量的大米和藜麦。我发现，大多数多囊卵巢综合征患者对大米耐受，所以没有必要完全将大米排除在外。为了增加饮食选择的灵活性，该方案还添加了一些其他饮食文化中的美味主食。另一个区别在于，有些女性对豆类（如小扁豆）的耐受性良好。由于豆类含有植酸，我不建议每餐都食用，但许多女性食用豆类后并未出现任何不适。

原始饮食法还含有"奖励餐"。对于多囊卵巢综合征患者来说，原始饮食法中的食物往往不是最佳选择，即使它们不含麸质。比如，原始饮食法的食物中含糖。虽然这些糖通常是优质类型，但由于可能出现胰岛素抵抗，多囊卵巢综合征患者必须密切关注自己摄入的糖，但可以偶尔食用一些甜菊糖。

因此，如果你决定采用原始饮食法，一定要注意，只能偶尔吃一次"奖励餐"。总体而言，原始饮食法对许多多囊卵巢综合征患者都非常有效。这种饮食方案容易实施，且有大量在线资源提供支持。

生酮饮食法

生酮饮食法是一种低碳水化合物饮食法，侧重于从脂肪中获取高比例的膳食热量，并将净碳水化合物的摄入量降至绝对最低值（通常为30~50 g/d）。净碳水化合物是指人摄入的总碳水化合物减去膳食纤维。当碳水化合物的摄入量降至极低水平时，身体会进入另一种代谢状态。此时大脑会将脂肪作为燃料，使身体进入脂肪代谢阶段。采用该饮食法后，许多人的体重明显下降。虽然生酮饮食法对于希望减肥的人很有效，但它也有一定的缺点。比如，容易使人疲劳，特别是在锻炼期间。除了针对癫痫患者的研究以外，很少有人对这种饮食法进行长期研究。但是，生酮饮食法能够快速减肥，提高皮质醇水平，特别是当碳水化合物的净摄入量极低时。有不少多囊卵巢综合征患者在采用该方法后取得了明显成效。如果在医生的监督指导下实施，生酮饮食法也是一种安全有效的饮食方案。

8 步胰岛素计数方案

8步胰岛素计数方案的膳食计划和食谱对所有受胰岛素抵抗困扰的女性都有帮助。你只须对食物的比例进行简单的配置，使其符合第9章列出的胰岛素指数，即可保证吃得健康、美味。有些出现胰岛素抵抗的女性需要吃零食，有些则不需要。大量吃零食，尤其是乱吃零食，在某些情况下可能导致问题，因为乱吃零食可能加剧胰岛素抵抗。

最好将早餐的胰岛素指数控制在45以下，同时添加更多的健康脂肪（如鳄梨），因为早餐摄入的健康脂肪可为身体提供一整天的支持。

除了8步胰岛素计数方案之外，你还可以选择8步高脂低碳水化合物（HFLC）方案。虽然与生酮饮食法类似，但8步HFLC方案未对净碳水化合物的摄入量做严格要求。8步HFLC方案是由8步胰岛素计数方案变化而来，以将胰岛素指数控制在较低的水平。如果你出现了严重的胰岛素抵抗，希望采用低胰岛素指数饮食法，那么8步HFLC方案是一个理想选择。对于胰岛素抵抗严重的女性，如果已经努力实施了常规的胰岛素计数饮食方案，但仍然无法减肥，那么可以尝试8步HFLC方案。

还有一种增强型HFLC方案，但最好在医生的指导下实施，因为增强型HFLC方案需要在实施期间不断调整。有明显胰岛素抵抗的女性最好不要吃零食，并且要增加膳食中健康脂肪的含量。晚餐后应禁食14个小时，直到第二天早上再进食。但考虑到有些女性不吃零食很难熬，我在后文仍然提供了一些零食。零食的摄入量要根据自己的需求进行调整，同时要饮用足量的水。

对身材苗条的多囊卵巢综合征患者的营养学建议

大多数身材苗条、爱好运动的女性应该采用8步胰岛素计数方案，而不是8步HFLC方案，她们的食物摄入量比较灵活，需要更高胰岛素指数的食物组合才能满足身体需求。

上述类型的女性不必刻意降低食物的胰岛素指数。许多身材苗条的女性胰岛素水平本来就很低，进一步降低胰岛素水平只会对激素平衡造成严重破坏。如果你需要摄入更多食物，根据自己的感觉添加即可。

运动前后需要补充碳水化合物，这一点可以通过8步胰岛素计数方案实现。你可以咨询教练，根据你的运动计划制订个性化的营养需求方案。

我们先介绍8步胰岛素计数方案和8步HFLC方案的推荐食谱，随后介绍一周饮食方案。

早餐

蓝莓鳄梨超级奶昔
原料： 　1/2个鳄梨 　1/2杯冰 　1杯冷冻蓝莓 　1汤匙碎亚麻籽 　1杯不加糖杏仁奶 　25 g素食蛋白粉 　1/2茶匙肉桂
做法： 　将所有食材倒入搅拌机中，搅拌至均匀细腻，即可食用。 分量：1人份 胰岛素近似值：38

印度茶椰子奶昔

原料：

　　1杯不加糖椰奶或杏仁奶

　　1/2杯冰

　　1茶匙香草提取物

　　1茶匙姜

　　1茶匙肉桂

　　少许的多香果

　　2汤匙澳洲坚果酱

　　1/4杯碎椰子

　　25 g素食蛋白粉

　　1汤匙奇亚籽

做法：

　　将所有食材倒入搅拌机中，搅拌至均匀细腻，即可食用。

分量：1人份

胰岛素近似值：44

鸡蛋火腿松饼

原料：

　　12个鸡蛋

　　10片熏火腿，切碎

　　2个红辣椒，细细切碎

　　1个大洋葱，细细切碎

　　4杯碎嫩菠菜

　　1/2茶匙盐

　　1/2茶匙黑胡椒粉

　　2汤匙鳄梨油，另取一些用来涂松饼模

做法：

　　将烤箱预热至190℃，再将鳄梨油涂在松饼模上。

　　与此同时，往长柄平底锅中倒入鳄梨油，以中低火加热。

　　平底锅中倒入红辣椒和洋葱，炒至变软，再加入碎菠菜和火腿，继续炒至菠菜失水。

　　取一只碗，将鸡蛋磕入，打碎，放入盐和胡椒粉调味。加入炒好的混合菠菜和火腿，混合均匀。然后将鸡蛋、菠菜和火腿的混合物盛至已涂好鳄梨油的松饼模中。

　　将松饼模放入烤箱，在190℃下烤20分钟或烤至熟透为止。放凉之后，将松饼从模具中取出，冷藏，以备早餐食用。

分量：4人份（每人3个）

胰岛素近似值：29

绿蔬浆果腰果奶昔
原料： 　1杯冷冻树莓或黑莓 　1/2杯冰 　1杯菠菜叶 　1杯不加糖香草味杏仁奶 　1汤匙腰果酱 　25 g素食蛋白粉
做法： 　将所有食材倒入搅拌机中，搅拌至均匀细腻，即可食用。 分量：1人份 胰岛素近似值：37

蘑菇菠菜煎蛋卷
原料： 　1/4个中等大小洋葱 　1汤匙鳄梨油 　2杯菠菜 　1杯蘑菇片 　3个鸡蛋 　2汤匙罐装椰奶（低碳高脂型） 　1根中等大小青葱（点缀用） 　1个中等大小番茄，切碎 　盐和胡椒粉视个人口味而定
做法： 　将洋葱切成长条形，平底锅中倒入鳄梨油，倒入蘑菇片，煎至蘑菇变软。再倒入洋葱，煎至微焦。最后倒入菠菜，炒至失水。将蔬菜从平底锅中盛出。 　取一个容器，磕入3个鸡蛋，倒入椰奶、盐和胡椒粉，搅拌均匀。 　将搅好的鸡蛋糊倒入平底锅，以中低火加热。当煎蛋卷的边缘开始凝固时，在煎蛋卷的半边撒上菠菜和洋葱和碎番茄。当上层开始凝固时，将煎蛋卷的另一半翻到菠菜和洋葱上即可食用，还可根据个人喜好用青葱做点缀。 分量：1人份 胰岛素近似值：24

蛋白煎饼

原料：

1根香蕉，捣碎

2个鸡蛋，打碎

2汤匙椰子粉

1/4杯不加糖杏仁奶

1勺不加糖素食蛋白粉

1汤匙鳄梨油（可以装在喷雾瓶中，方便使用）

少许新鲜黑莓

1/2茶匙肉桂

做法：

取一只碗，将香蕉、鸡蛋和杏仁奶放入，搅拌均匀。再取一只碗，将干食材（椰子粉和蛋白粉）搅拌好。

将第一只碗中的食材倒入干食材中，不断搅拌，直到两部分充分融合为止。

取中口径长柄平底煎锅或电饼铛，喷上鳄梨油，以中低火加热，放入煎饼糊。按普通煎饼的做法煎熟即可，期间注意火候，防止烤焦。

煎好后，根据个人口味放入新鲜黑莓、肉桂，即可享用！

分量：2人份

胰岛素近似值（含配料）：36

阳光早餐烩甘蓝

原料：

2杯羽衣甘蓝，切片

1瓣大蒜，切成末

1/2茶匙盐

胡椒粉，视个人口味而定

1小个烤甘薯，切成小方块（小贴士：可以1次烤出1周的份量，然后冷冻保存；或购买2大袋冷冻甘薯块也行）。如果你实施的是8步HFLC方案，将甘薯替换为西葫芦即可

2个大鸡蛋

1汤匙鳄梨油（如果你实施的是8步HFLC方案，则为2汤匙）

做法：

取长柄平底煎锅，以中温加热，倒入1/2汤匙鳄梨油，将羽衣甘蓝、蒜末、盐、胡椒粉和1汤匙水倒入煎锅。

炒至羽衣甘蓝失水，蒜炒出香味，时间约2分钟。

倒入烤甘薯（或西葫芦），小心煎约2分钟（西葫芦煎5分钟）。

所有食材加热完毕后，将其盛入盘子，并盖好以保温。煎锅中倒入1/2汤匙鳄梨油，可根据个人口味确定鸡蛋煎到几分熟（我个人认为双面煎蛋较为美味），然后根据个人口味放入盐和胡椒粉。

将煎好的鸡蛋放至烩菜上，即可享用！

分量：2人份

胰岛素近似值：26

零食

奇亚布丁

原料：

1/4杯奇亚籽，完整或研碎均可

1/4杯罐装有机椰奶

1/2杯不加糖杏仁奶

1汤匙生可可粉，不加糖

5~10滴甜叶菊提取物

1/2汤匙生可可粒（或高纯度黑巧克力）

做法：

将奇亚籽、椰奶、杏仁奶、水、可可粉和甜叶菊提取物搅拌均匀（如果希望充分混合，可以使用搅拌器），将混合物放入冰箱凝固一夜，然后把生可可粒（或黑巧克力）作为配料撒在布丁上即可；也可拌好即食，但需要等10分钟，待布丁凝固。

分量：1人份

胰岛素近似值：7

巧克力蓝莓杏仁

原料：

1/2 杯蓝莓

1 杯不加糖椰奶（盒装，不要选罐装）

2 汤匙杏仁条

1/2 汤匙生可可粉

做法：

取一只碗，将上述食材放入搅拌均匀，即可享用。

分量：1 人份

胰岛素近似值：3

巧克力果仁燕麦棒

原料：

1 杯杏仁

1 杯葵花子

1/2 杯澳洲坚果

1 杯不加糖椰蓉

1 个鸡蛋

1/4 杯椰子油

1/4 杯杏仁酱

1/2 杯黑巧克力屑

2 汤匙香草提取物

1/2 茶匙肉桂

做法：

将烤箱预热至180℃，用椰子油均匀涂抹浅玻璃烤盘，将所有食材放入搅拌机中粗搅拌，然后倒入烤盘，均匀摊开。

将摊好的食材在烤箱中烤13~15分钟，然后切成16片。可以冷冻起来，以备需要时食用。

分量：16 人份

胰岛素近似值：10

鳄梨酱

原料：

　4个鲜鳄梨，去核、捣碎

　2个番茄，切碎

　1瓣大蒜，拍碎

　2个酸橙，榨汁

　1/4茶匙小茴香

　1/4茶匙辣椒粉

　1/2茶匙盐

　黑胡椒粉，视个人口味而定

　2汤匙鲜香菜叶，细细切碎

做法：

　取一只碗，放入鳄梨并捣碎，然后立即将酸橙汁倒入其中，防止鳄梨变成棕色。再倒入番茄和其他配料，拌匀即可享用！

分量：7人份

胰岛素近似值：4

鸡蛋苹果肉桂松饼

原料：

　5个鸡蛋

　1杯不加糖苹果醋

　1/2杯椰子粉

　2汤匙肉桂

　1茶匙发酵粉

　1茶匙香草

　1/4杯椰子油

做法：

　将烤箱预热至200℃，再将松饼模涂上椰子油。取一只大碗，将所有食材混合搅匀，静置约5分钟。每个松饼模上倒入适量搅好的面糊。

　将松饼模放入烤箱，烤至松饼变棕色，时间11~15分钟，轻轻按压松饼，直至上部不发软即可，取出放凉，可以冷冻或冷藏，以备早餐食用。

分量：12人份

胰岛素近似值：8

柠檬百里香烤西葫芦片

原料：

　　1个中等大小的西葫芦

　　1/2个柠檬，挤汁

　　1/2茶匙盐

　　2茶匙橄榄油

　　1茶匙百里香

　　1/4茶匙胡椒粉

做法：

　　将西葫芦切成直径约8 cm的圆片，撒上盐和柠檬汁后在滤锅中沥干。

　　将烤箱预热至120℃，在烤盘上铺好烘焙纸，纸上刷1茶匙橄榄油。用纸巾轻轻擦去西葫芦上的水分，放至烤盘码齐，将剩余的油刷在西葫芦上，再撒上百里香、盐和胡椒粉。

　　将烤盘放入烤箱，烤45分钟，期间注意不要过度烘烤，之后关闭烤箱，让西葫芦片在烤箱中自然降温1个小时，直到酥脆为止。

分量：2人份

胰岛素近似值：3

午餐

腰果芥末火鸡卷

原料：

　　110 g烤火鸡肉

　　1大片生菜叶

　　5个小番茄，纵向切两半

　　1汤匙紫洋葱（切成薄片）

　　1/4个甜椒

　　1汤匙芥末

　　1汤匙腰果酱

做法：

　　将生菜洗净并沥干，再将芥末和腰果酱抹在菜叶上。

　　放上火鸡肉，再放上洋葱、甜椒和小番茄，卷结实，然后用牙签固定好，即可享用。

分量：1人份

胰岛素近似值：16

咖喱鸡肉苹果沙拉

原料：

　　1个苹果，去皮、去核，切成碎块（如果你实施的是8步HFLC方案，则不必加入苹果）

　　220 g熟鸡胸肉

　　1/4杯蛋黄酱

　　1杯碎芹菜

　　2根青葱，切碎

　　3/4茶匙咖喱粉

　　1茶匙盐和黑胡椒粉，视个人口味而定

　　1/2个柠檬，榨汁

　　1/2杯欧芹，切碎

　　1/4杯腰果

做法：

　　取一只碗，放入蛋黄酱、咖喱粉和欧芹拌匀，根据个人口味加入盐和黑胡椒粉。再取一只碗，加入苹果块，一边倒入柠檬汁一边轻轻翻动。将鸡肉搅碎或切碎，倒入苹果和柠檬汁的混合物中。再放入碎芹菜、青葱、腰果和上面的酱，拌匀，即可享用！

份量：2人份

胰岛素近似值：30

南瓜鸡汤

原料：

　　4块带骨、无皮鸡腿肉

　　1/2个南瓜（约450 g重），去皮、去籽，切成中等小方块

　　1个小黄洋葱，切成中等小片

　　2汤匙有机椰子油

　　1茶匙盐和胡椒粉，视个人口味而定

　　4杯自制鸡骨汤或有机鸡汤

　　1/4茶匙小茴香粉

　　1/2茶匙甘牛至

　　2汤匙鲜柠檬汁

做法：

　　将烤箱预热至220℃，再将鸡肉、南瓜、洋葱用椰子油拌匀，放入盐和胡椒粉，然后均匀摊开，烤至鸡肉和南瓜熟透、鲜嫩为止，时间约30分钟。

　　将鸡肉盛至盘子，放一边备用。取中口径锅，倒入熟南瓜和洋葱，加入鸡骨汤或有机鸡汤、小茴香粉和甘牛至，以中高火将汤煮开。

使用马铃薯搅碎机将约一半的蔬菜类食材搅碎，以增加汤的黏稠度。去除鸡骨，然后将鸡肉切成小块，倒入汤中。再淋上柠檬汁，根据个人口味放入盐和胡椒粉，即可享用。

分量：3人份

胰岛素近似值：61

烤鸡肉串

原料：

110 g烤鸡肉

1/2根黄瓜，切成大块

1/2杯红辣椒，切成大块

1/2个中等大小的烤西葫芦，切成块

2汤匙蛋黄酱或鳄梨沙拉酱

做法：

将所有食材串在两根签子上，即做成一顿简单的午餐，可蘸蛋黄酱或鳄梨沙拉酱食用。

分量：1人份

胰岛素近似值：23

慢炖辣鸡汤

原料：

3块中等大小鸡腿肉

1茶匙洋葱粉

1茶匙大蒜粉

1/2茶匙干芹菜籽

1/4杯鳄梨油

1/2~3茶匙辣椒片，视个人口味而定

3杯牛骨汤

1杯罐装椰奶

1/4茶匙木薯淀粉

盐和胡椒粉，视个人口味而定

做法：

将鸡肉切成大块，与洋葱粉、大蒜粉、干芹菜籽、鳄梨油、牛骨汤和辣椒片一起倒入慢炖锅中。

低火慢炖6小时，将所有食材充分炖熟。炖好后将鸡肉捞出，用叉子分成小块，向慢炖锅中加入椰奶和木薯淀粉。

使用浸入式搅拌器将慢炖锅中的所有液体搅拌成乳状，或将锅内所有食材（鸡肉除外）加入搅拌器搅拌，再倒回锅内。

将分成小块的鸡肉倒入炖锅内，搅匀，并根据个人口味加入盐和胡椒粉调味。

分量：5人份

胰岛素近似值：23

储备用沙拉

橄榄虾肉科布沙拉

原料：

2汤匙油醋汁或牧场沙拉酱

2汤匙碎鳄梨

8个小番茄

1汤匙洋葱，切碎

1/2杯黄瓜块

1杯碎生菜

8个橄榄，切片

8只熟虾

1个煮鸡蛋，切成4块

做法：

取一只梅森瓶（其他瓶子也可以），将食材分层放入。先在瓶子的底部放上油醋汁或牧场沙拉酱，放入小番茄、洋葱和黄瓜，再放入橄榄和鳄梨，然后放入鸡蛋和虾，最上层放碎生菜。

想吃时，只须将瓶内的食材倒入碗中拌匀，即可享用！

分量：1人份

胰岛素近似值：20

树莓柑橘蛋白沙拉

原料：

2汤匙意大利黑醋汁

1/2杯碎胡萝卜

1/4杯洋葱，切成小丁

1/2杯小番茄

1个小柑橘，剥成瓣

1/2杯树莓

2个全熟鸡蛋，纵向切成2半

1汤匙葵花子

2杯可生食的绿色时蔬

做法：

取一只梅森瓶（其他瓶子也可以），将食材分层放入。先向瓶子底部倒入意大利黑醋汁，放入胡萝卜、洋葱和小番茄，再放入小柑橘和树莓，然后放入葵花子和全熟鸡蛋，最上层放绿色时蔬。想吃时，只须将瓶内的食材倒入碗中拌匀，即可享用！

分量：1人份

胰岛素近似值：27

三文鱼鳄梨沙拉

原料：

130 g罐装或新鲜三文鱼，沥干

1~2杯长叶生菜

1/2根胡萝卜，切丁

1/2个小红辣椒，切丁

1/2根黄瓜，切成小块

1/2杯完整小番茄

2汤匙碎青葱

1/4个鳄梨，切片

2汤匙牧场鳄梨沙拉酱

做法：

取一只梅森瓶（其他瓶子也可以），将食材分层放入。先将鳄梨沙拉酱和三文鱼放入瓶子底部，然后放入胡萝卜、红辣椒、小番茄、黄瓜块、鳄梨和青葱，最上层放长叶生菜。想吃时，只须将瓶内的食材倒入碗中拌匀，即可享用！

分量：1人份

胰岛素近似值：31

西蓝花沙拉
原料： 　2½杯有机西蓝花 　1个小番茄，切碎 　1个鳄梨，切块 　1个小西葫芦，切碎 　2汤匙意大利黑醋汁 　盐和胡椒粉，视个人口味而定
做法： 　取一只大碗，将西蓝花、番茄、鳄梨和西葫芦放入，淋入意大利黑醋汁，轻轻拌匀。 　再根据个人口味放入盐和胡椒粉，即可享用！ 份量：2人份 胰岛素近似值：4

晚餐

亚洲风味蒜香姜汁鸡
原料： 　4块带骨、带皮鸡大腿肉，来自有机或放养鸡（如果买不到这两种鸡的肉，则应去皮） 　2½汤匙椰子油 　盐和黑胡椒粉，视个人口味而定 　1个小洋葱，切片 　1茶匙芝麻 　1~2小撮辣椒片，视个人口味而定 　2瓣大蒜，切碎（或1茶匙大蒜粉） 　1/2茶匙姜，使用姜粉或鲜姜均可 　1汤匙不加糖的米醋 　1/4杯椰子酱油
做法： 将烤箱预热至220℃，用盐和胡椒粉将鸡腿肉的两面稍稍腌一下。 取长柄平底煎锅，以中温将椰子油化开，然后倒入鸡腿肉，鸡皮朝下，煎至朝下的面呈棕色（如果你使用的是去皮鸡肉，需要加入更多椰子油）。 在煎鸡肉的同时，取一只搅拌碗，将洋葱、蒜、姜、芝麻、辣椒片、椰子酱油、米醋、盐和黑胡椒粉放入，拌匀。然后将鸡皮面翻至朝上，淋上拌好的酱汁。

如果煎锅材质为不锈钢或铸铁，则可将煎锅放入烤箱，烤30分钟；如果不是，需要将材料盛至玻璃烤盘中烤制，待鸡肉完全烤熟后即可享用!

分量：2人份

胰岛素近似值：51

意面南瓜焖鸡块

原料：

4~6块去皮鸡肉（鸡腿或鸡胸肉）

1个中等大小的意面南瓜

1茶匙盐

黑胡椒粉，视个人口味而定

2汤匙鳄梨油

1个碎洋葱

1个大红辣椒，切碎

2瓣大蒜，切碎

1罐有机碎番茄（带汁，无任何添加剂）

1杯水

1片香叶

1茶匙甘牛至

1茶匙罗勒

辣椒片，视个人口味而定

做法：

将鸡肉洗净，用纸巾擦干，撒上1/2茶匙盐和胡椒粉。

将烤箱预热至200℃，再将意面南瓜纵向切成片，使带皮的一面朝下放在烤盘上，烤35~40分钟，至南瓜中的丝可用叉子轻易取出即可。

取中口径平底锅，以中低火加热，倒入2汤匙鳄梨油，稍稍升温后即加入大蒜和洋葱，煎1分钟。

倒入鸡肉，煎至一面呈棕色，翻面也煎至棕色。加入黑胡椒粉、番茄、水、香叶、甘牛至、罗勒、红辣椒、辣椒片和1/2茶匙盐，然后慢慢煮开。之后盖上锅盖，焖至酱汁浓稠，约25分钟。

倒入烤好的南瓜丝，搅拌均匀。调至文火，再焖10分钟至鸡肉嫩滑，根据个人口味放入盐和胡椒粉。可用欧芹做点缀，建议你与2杯蒸西蓝花配1汤匙特级初榨橄榄油一同食用。

分量：4人份

胰岛素近似值：55

慢炖煎牛肉

原料：

1块草饲牛肩肉

3½杯自制牛骨汤（或1900 ml盒装纯天然有机牛肉汤）

5根胡萝卜，切成大块

1个洋葱，切碎

3瓣大蒜，切成末

2根芹菜，切成大块

3枝鲜迷迭香，将叶子从茎秆上去除

盐和胡椒粉，视个人口味而定

碎欧芹或青葱，点缀用

做法：

在牛肩肉上均匀撒入盐和胡椒粉，提前腌制。取一口平底锅，倒入鳄梨油，加热。然后倒入牛肩肉，每面煎5~6分钟。煎好后，将其他所有食材倒入慢炖锅中，小火炖8~10小时。出锅后可适当点缀。

分量：5人份

胰岛素近似值：51

骨头汤

原料：

骨头（1.4~1.8 kg纯有机、放养鸡骨，或草饲牛骨）

3杯粗切蔬菜，包括胡萝卜、芹菜和绿叶蔬菜（如菠菜）

2个洋葱

6瓣大蒜，切成末

1汤匙苹果醋

水（加入慢炖锅）

1茶匙盐

香料：1片香叶、1小枝百里香或迷迭香，视个人口味而定

做法：

取一口大慢炖锅，将粗切蔬菜、洋葱、蒜末倒入，再将骨头置于蔬菜之上，淋上苹果醋，再撒上盐和香料，小火慢炖10~15小时。

用滤网将骨头汤过滤一遍，将其中的固体丢弃或用作堆肥，再将汤倒入大碗中，放入冰箱冷藏一夜。

将凝固在骨头汤表面的脂肪撇除，丢弃。下面的汤应呈凝胶状，这是正常现象，加热后即可食用！

可以将吃不完的骨头汤放入冰箱冷藏，也可将其放入梅森瓶中冷冻。使用梅森瓶冷冻时，记得瓶子上部要留出足够空间，避免瓶子在冷冻期间涨破！

注意：如果没有慢炖锅，只须用一口大锅，小火慢炖10个小时即可，但期间要偶尔搅拌，并在必要时加水。

胰岛素近似值：0

地中海风味虾肉西葫芦丝

原料：

1/2杯虾，去壳、去肠线

1个中等大小西葫芦，切成如意大利面般的细丝（使用螺旋切丝机也行）

1个洋葱，切碎

2瓣大蒜，切碎

1罐碎番茄，带汁（400 g）

3汤匙乌榄

1/2罐洋蓟心（400 g），可选

2杯鲜菠菜

1/2茶匙红辣椒片

1茶匙鲜牛至

1汤匙鲜柠檬汁

1汤匙椰子油

盐和胡椒粉，视个人口味而定

做法：

取一口大平底锅，加入椰子油，以中火使油化开，倒入洋葱和大蒜，炒至洋葱透明、蒜出香味，再倒入辣椒片，然后倒入洋蓟心和乌榄，炒2~3分钟，加入牛至和碎番茄，搅拌。小火烧开，盖上锅盖，焖10分钟。

揭开锅盖，倒入西葫芦丝和柠檬汁，继续煮并持续搅拌，时间约5分钟。倒入虾，在虾肉刚刚熟透时，倒入菠菜。

根据个人口味加入鲜柠檬汁、盐和胡椒粉，即可享用！

分量：1人份

胰岛素近似值：25

蘑菇香肠烤意面比萨

原料：

1个大意面南瓜

450 g不加糖的纯天然鸡肉肠

1/2个洋葱，切碎

1杯小蘑菇，切碎

1杯比萨酱（不加糖）

1茶匙罗勒

1茶匙甘牛至

盐和胡椒粉，视个人口味而定

3个鸡蛋，搅匀

做法：

将烤箱预热至200℃，取一个20 cm×20 cm的烤盘，涂上椰子油。将意面南瓜纵向切成两半，切开面朝下，放入烤盘，烤20~25分钟，然后将烤箱温度调至180℃。

去除意面南瓜中的丝，将其在烤盘中均匀摊开。

取一口平底锅，以中火预热，倒入鸡肉肠、蘑菇和洋葱，将鸡肉肠煎至熟透、洋葱发嫩。将比萨酱、牛至、罗勒倒入平底锅，加入盐和胡椒粉，拌匀，再将拌好的食材放入烤盘，与意面南瓜均匀混合。倒入搅好的鸡蛋，将所有食材充分拌匀。

烤1小时，或烤至比萨上层起皮为止。静置5分钟，将比萨切开，即可享用！

分量：4人份

胰岛素近似值：64

煎三文鱼配莳萝酱

原料：

带皮野生三文鱼肉块

2汤匙鳄梨油

盐和黑胡椒粉，视个人口味而定

2汤匙莳萝酱

做法：

用纸巾将三文鱼肉擦干，再用盐和黑胡椒粉腌制。取长柄平底煎锅，加入1汤匙鳄梨油，以中高火加热。

将三文鱼肉倒入煎锅，使鱼皮朝下。调至中低火，使用抹刀轻轻按压各片鱼肉，保证其酥脆、完整、不变形，煎6~7分钟。

将鱼肉翻至另一面，每面煎30秒，直至鱼肉熟透（可用叉子剥落）为止。煎好后，将鱼肉盛入盘子，即可蘸莳萝酱食用。

分量：1人份

胰岛素近似值：34

蒜香花菜

原料：

3瓣大蒜，捣碎

1颗花椰菜，掰成大块

1汤匙迷迭香碎

1汤匙特级初榨橄榄油

盐和黑胡椒粉，视个人口味而定

做法：

将3瓣大蒜放入1汤匙特级初榨榄油，捣碎，充分浸渍几分钟。取一口大锅，加入水，煮开。然后加入少许盐，倒入花椰菜，文火煮12~15分钟至变软为止。

将煮好的花椰菜、3/4的蒜和橄榄油、迷迭香、盐与黑胡椒粉放入食物加工机搅拌，然后根据个人口味加入迷迭香，再倒入剩余的橄榄油，即可享用。

分量：2人份

胰岛素近似值：22

西南墨西哥风味火鸡沙拉

原料：

6杯生菜，切碎

2个大番茄，切丁

1个鳄梨，切块

1/4个红洋葱，切成薄片

1小把香菜叶

2个酸橙，各切成4瓣

2汤匙橄榄油

900 g碎火鸡肉

1个洋葱，切碎

2瓣大蒜，切成末

1茶匙小茴香

2汤匙辣椒粉

1小撮肉桂

盐和黑胡椒粉，视个人口味而定

1汤匙椰子油（炒菜用）

做法：

取一口大碗，放入生菜、番茄、鳄梨、红洋葱和香菜叶，边淋橄榄油边轻轻搅动，做成沙拉。

取一口平底锅，加入椰子油，倒入洋葱，煎至洋葱变透明。再倒入蒜、小茴香、辣椒粉、肉桂和1茶匙盐，煎1分钟。最后倒入火鸡肉，翻炒，将鸡肉翻炒至棕色，时间为5~10分钟。

将煎好的食材放在沙拉上，挤些酸橙汁，然后加入盐和黑胡椒粉调味。

分量：3人份

胰岛素近似值：3

大蒜炒白菜

原料：

1/3杯骨头汤（鸡骨或牛骨均可）

1汤匙椰子酱油

1½茶匙木薯淀粉

3汤匙鳄梨油

4瓣大蒜，切成末

900 g小白菜（或白菜），纵向切

1/2茶匙盐

做法：

将骨头汤、椰子酱油、木薯淀粉和1/2茶匙盐放在一起搅拌，直到木薯淀粉溶解为止。取一口锅，以中火加热，然后将鳄梨油倒入锅中。

倒入蒜末，翻炒10秒钟。再倒入一半小白菜，翻炒至菜叶失水为止。最后倒入剩余的白菜，翻炒至菜叶呈鲜绿色、失水为止，时间为2~3分钟。

倒入第一步拌好的食材，搅拌均匀，翻炒15秒。盖上锅盖，将白菜煮软，其间偶尔搅拌一下，即可享用!

分量：2人份

胰岛素近似值：4

酱料和调味料

酱料和调味料可用于沙拉调味，或用作各种菜肴的浇料或酱汁。

意大利黑醋汁

原料：

　1/4杯意大利香醋

　1汤匙碎大蒜

　1茶匙芥末粉

　3/4杯特级初榨橄榄油

　盐和黑胡椒粉，视个人口味而定

做法：

　取一口玻璃瓶，将所有食材放入，搅拌均匀。

分量：6人份

胰岛素近似值：3

牧场鳄梨沙拉酱

原料：

　1杯自制蛋黄酱（做法见下一个菜谱）

　1/3杯不加糖杏仁奶

　1/2个中等大小鳄梨（去核、去皮）

　1瓣大蒜

　1/2茶匙干香葱

　1/2茶匙干欧芹

　1/2茶匙干莳萝

　1/4茶匙洋葱粉

　1/8茶匙盐

　1/8茶匙黑胡椒粉

做法：

　将所有食材低速搅拌至完全混合呈乳脂状，根据个人口味加入盐和黑胡椒粉，做好后可冷藏。

分量：4人份

胰岛素近似值：11

自制蛋黄酱
原料： 1¼杯淡味橄榄油，分成1/4杯和1杯两部分 1个鸡蛋，常温 1/2杯鲜柠檬汁，常温 1/2茶匙芥末粉 1/2茶匙细盐末，视个人口味而定
做法： 将鸡蛋、1/4杯橄榄油、芥末粉和盐放入搅拌机或食物加工机中，充分混合，低速搅拌，逐渐倒入剩余的橄榄油。待混合物乳化后，关闭搅拌器。根据个人口味加入柠檬汁，用勺子轻轻搅拌，做好后可冷藏。 分量：5人份 胰岛素近似值：7

8 步胰岛素计数方案一周饮食

表 D-1　一周饮食

餐次	第1天	第2天	第3天	第4天	第5天	第6天	第7天
早餐	3个鸡蛋火腿松饼	蓝莓鳄梨超级奶昔	3个鸡蛋火腿松饼	蛋白煎饼，2茶匙杏仁酱和1把树莓	印度茶椰子奶昔	阳光早餐烩甘蓝	蘑菇菠菜煎蛋卷配1/2个橙子
零食	巧克力蓝莓杏仁	1/2个苹果配1茶匙杏仁酱	蔬菜条配2茶匙鳄梨酱	1/2杯蓝莓和2颗巴西坚果	1个鸡蛋苹果肉桂松饼	蔬菜条配2茶匙鳄梨酱	1/2个中等大小橙子和2颗巴西坚果
午餐	腰果芥末火鸡卷	三文鱼鳄梨沙拉	烤鸡肉串配蔬菜	南瓜鸡汤（提前做好冷冻起来）配西蓝花沙拉	树莓柑橘蛋白沙拉	南瓜鸡汤配蒸青豆	咖喱鸡肉苹果沙拉

餐次	第1天	第2天	第3天	第4天	第5天	第6天	第7天
零食	蔬菜条配3茶匙鳄梨酱	奇亚布丁	1个鸡蛋苹果肉桂松饼	巧克力蓝莓杏仁	1个鸡蛋苹果肉桂松饼	奇亚布丁	1个鸡蛋苹果肉桂松饼
晚餐	煎三文鱼配莳萝酱	亚洲风味蒜香姜汁鸡,蒜香炒白菜	西南墨西哥风味火鸡沙拉	地中海风味虾肉西葫芦丝	意面南瓜焖鸡块	慢炖煎牛肉,蒜香花菜	蘑菇香肠烤意面比萨配田园沙拉和1茶匙意大利黑醋汁
节省第二天做饭时间的方案	准备好第二天食用的三文鱼,或使用罐装三文鱼	使用吃剩的鸡肉做鸡肉串,供午餐食用	将汤解冻(提前做好),再准备一份西蓝花沙拉	煮熟鸡蛋,再准备一些沙拉,供午餐食用			

8步 HFLC 一周饮食

表 D-2　一周饮食

餐次	第1天	第2天	第3天	第4天	第5天	第6天	第7天
早餐	3个鸡蛋火腿松饼	巧克力草莓奶昔	3个鸡蛋火腿松饼	奇亚布丁	印度茶椰子奶昔	阳光早餐烩甘蓝	蘑菇菠菜煎蛋卷
零食	芹菜条配2茶匙杏仁酱	蔬菜条配2茶匙鳄梨酱	芹菜条配杏仁酱	蔬菜条配2茶匙鳄梨酱	芹菜条配杏仁酱	蔬菜条配2茶匙鳄梨酱	西葫芦片配鳄梨酱
午餐	腰果芥末火鸡卷	三文鱼鳄梨沙拉	烤鸡肉串配蔬菜	慢炖辣鸡汤,西蓝花沙拉	橄榄虾肉科布沙拉	慢炖辣鸡汤配蒸青豆	咖喱鸡肉沙拉

餐次	第1天	第2天	第3天	第4天	第5天	第6天	第7天
零食	1个巧克力果仁燕麦棒	生菜、1茶匙蛋黄酱和1片火鸡肉卷成蔬菜卷	1个巧克力果仁燕麦棒	1个煮鸡蛋	1个巧克力果仁燕麦棒	生菜、1茶匙蛋黄酱和1片火鸡肉卷成蔬菜卷	1个巧克力果仁燕麦棒
晚餐	煎三文鱼配莳萝酱，2杯蒸西蓝花	亚洲风味蒜香姜汁鸡，蒜香炒白菜	西南墨西哥风味火鸡沙拉	地中海风味虾肉西葫芦丝	意面南瓜焖鸡块	慢炖煎牛肉，蒜香花菜	蘑菇香肠烤意面比萨配田园沙拉和1茶匙意大利黑醋汁
节省第二天做饭时间的方案	准备好第二天食用的三文鱼，或使用罐装三文鱼	使用吃剩的鸡肉做鸡肉串，供午餐食用	将汤解冻（提前做好），再准备一份西蓝花沙拉	煮熟鸡蛋，再准备一些沙拉，供午餐食用			

附录 E 相关资源

书籍

・*A Patient's Guide to PCOS: Understanding-and Reversing-Polycystic Ovary Syndrome*，沃尔特・福特维特著

・*The Infertility Cure*，兰丁・路易斯著

・*Beat Diabetes Naturally*，迈克尔・默里著

・*Period Repair Manual: Natural Treatment for Better Hormones and Better Periods*，拉腊・布利登著

・*Taking Charge of Your Fertility: The Definitive Guide to Natural Birth Control, Pregnancy Achievement, and Reproductive Health*，托妮・威施勒著

・*The Adrenal Reset Diet: Strategically Cycle Carbs and Proteins to Lose Weight, Balance Hormones, and Move from Stressed to Thriving*，艾伦・克里斯蒂安森著

・*The Natural Diet Solution for PCOS and Infertility*，南希・邓恩，比尔・斯莱特著

・*The New Glucose Revolution: Low GI Eating Made Easy*，珍妮・布兰德・米勒，凯・福斯特・鲍威尔著

・*The Obesity Code: Unlocking the Secrets of Weight Loss*，詹森・冯著

・*The PCOS Workbook: Your Guide to Complete Physical and Emotional Health*，安吉拉・格拉西著

· *Woman Code: Perfect Your Cycle, Amplify Your Fertility, Supercharge Your Sex Drive, and Become a Power Source*，艾丽莎·维蒂著

· *Your Healthy Pregnancy with Thyroid Disease: A Guide to Fertility, Pregnancy, and Postpartum Wellness*，玛丽·沙蒙，戴安娜·特伦蒂尼著（其中含菲奥娜·麦卡洛克博士的撰文）

· *Women's Encyclopedia of Natural Medicine*，托里·哈德逊著

检测

你可以根据医生的要求进行激素和代谢检测，多数大型实验室（化验科）都能做这些检测，如：

· Labcorp（美国）

· Lifelabs、CML & GAMA Dynacare（加拿大）

皮质醇和血液激素检测

· Cell Science Systems
    肾上腺应激评价

· Diagnostechs
    肾上腺应激指标

· Genova Diagnostics
    肾上腺皮质应激评价

· RMA Labs
    肾上腺功能全套检测

· ZRT Labs
    肾上腺应激评价
    代谢疾病评价

环境毒性检测

- Genova Diagnostics

  毒素的影响

- Great Plains Labs

  有毒有机化学品全套检测

代谢专项检测

- Genova Diagnostics

  氧化应激2.0（包括过氧化脂质）

- Great Plains Labs

  胆固醇高级评价

- Spectracell

  心血管代谢评价（包括脂联素）

- ZRT Lab

  体重管理评价

相关组织

- 美国自然疗法医师协会
- 加拿大自然疗法医生协会
- 多囊卵巢综合征协会
- 多囊卵巢综合征基金会

参考文献

扫描二维码，下载本书参考文献